LE PREMIER AGE

DE L'ÉDUCATION PHYSIQUE MORALE ET INTELLECTUELLE DE L'ENFANT

PAR

A. SIRY

Docteur en médecine. Médecin des salles d'asile et des crèches. Chevalier de l'ordre de la Légion d'honneur et de l'ordre de Saint-Stanislas.

PARIS
LIBRAIRIE J.-B. BAILLIÈRE ET FILS
RUE HAUTEFEUILLE, 19

1873

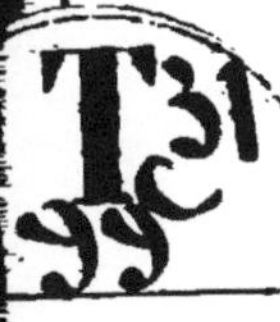

LE PREMIER AGE

DE L'ÉDUCATION PHYSIQUE

MORALE ET INTELLECTUELLE

DE L'ENFANT

IMPRIMERIE L. TOINON ET Cᵉ, A SAINT-GERMAIN.

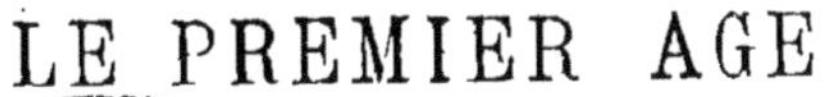

LE PREMIER AGE

DE

L'ÉDUCATION PHYSIQUE

MORALE ET INTELLECTUELLE

DE L'ENFANT

PAR

A. SIRY

Docteur en médecine. Médecin des salles d'asile et des crèches. Chevalier de l'ordre de la Légion d'honneur et de l'ordre de Saint-Stanislas.

PARIS
LIBRAIRIE J.-B. BAILLIÈRE ET FILS
RUE HAUTEFEUILLE, 19

1873

LE PREMIER AGE

DE L'ÉDUCATION PHYSIQUE

MORALE ET INTELLECTUELLE

DE L'ENFANT

I.

L'ENFANT DANS LES TEMPS ANCIENS ET MODERNES.

Grèce et Rome. — Gaule. — Moyen âge. — Époque contemporaine.

Aux époques antérieures à la nôtre, on fixait à peine les yeux sur la première enfance; il semblait que cet âge ne fût pas digne d'attention. De nos jours l'enfant tient une place importante dans la famille; l'État s'intéresse à lui, des lois le protégent. Le dix-neuvième siècle a vu ce progrès se réaliser. Honneur à lui ! Cependant que de préjugés à détruire, que d'indifférences à combattre, et si, sentinelles vigilantes, l'abandon et le meurtre n'attendent plus le nouveau-né pour s'en emparer comme d'une proie légitime, celui-ci est trop de fois encore victime de l'incurie et de la malveillance. Le sort du jeune enfant, l'histoire nous l'apprend, a éprouvé bien des vicissitudes ; heureux aux époques de civilisation, il était misérable dans les temps barbares.

Grèce et Rome. — A Athènes avant Solon, dans la Rome des rois, en Germanie, en Gaule, l'infanticide, l'abandon et la vente des enfants étaient admis par les lois et tolérés par les mœurs. Comment l'enfance aurait-elle trouvé assistance et protection chez ces populations barbares, qui tenaient peu de compte de la vie humaine et n'avaient que du mépris pour la faiblesse ? On comprend que dans ces temps primitifs où l'organisation sociale était à l'état d'ébauche, le père de famille remplît les fonctions de juge. Magistrature domestique, bonne ou mauvaise suivant l'intelligence et le caractère de celui qui l'exerçait. Le plus souvent despotisme sans règle et sans frein, qui tenait sous la terreur de la hache femme, enfants et esclaves et que limitait mal un tribunal de famille dont les membres s'inclinaient trop docilement devant les arrêts d'un père inflexible[1].

Les lettres et les arts en se développant adoucirent les mœurs. Dans les classes supérieures de la société on cessa de former par l'exemple et la rigueur des êtres vigoureux au physique et brutaux au moral. Les phi-

1. Le tribunal de la famille chez les Romains. Fresquet. *Revue historique*, 1855.

losophes grecs conseillèrent de porter les enfants à l'amour du bien par la douceur et la persuasion et non par des punitions dures et humiliantes[1]. A Rome, sous les Empereurs, le nouveau-né de famille sénatoriale était reçu avec joie et sa naissance se célébrait par des cérémonies nombreuses. Élevé auprès de sa mère ou de la nourrice et d'une parente plus âgée qui le surveillaient même pendant les jeux, l'enfant avait une première éducation généralement bien dirigée.

Dans les classes inférieures les vieux usages persistèrent plus longtemps, cela tenait surtout à la constitution politique des Républiques de l'antiquité. Le nombre des pensionnaires nourris par l'État devait nécessairement être proportionné aux ressources publiques et la limitation légale du nombre des citoyens[2] rendait fort précaire la vie d'un nouveau venu dans une famille plébéienne. Il était posé aux pieds de son père ; celui-ci le trouvait-il difforme ou jugeait-il sa famille assez nombreuse, il se taisait, et condamnée par ce silence sans pitié la pauvre créature était portée dans le onzième quartier, sur la place du marché aux herbes, au pied de la colonne de lait. Le sort des enfants ainsi exposés était des plus tristes ; certains périssaient faute de soins ; ceux qui

1. Th. Fritz. *Esquisse d'une histoire de l'éducation*, in-8. Strasbourg, 1841.

2. Letronne. *Mémoire de l'Académie des inscriptions et belles-lettres*, t. VI.

étaient recueillis n'échappaient à la mort que pour tomber en esclavage et être traités avec une rigueur extrême, à moins qu'ils ne fussent destinés à devenir de précoces et honteux instruments de débauche.

Les lois durent intervenir ; on accorda des priviléges aux citoyens qui avaient des enfants. Jusque-là les vieillards occupaient le premier rang dans toutes les cérémonies, ils cédèrent en beaucoup de circonstances le pas aux pères de famille[1]. Le consul qui possédait la progéniture la plus nombreuse et non le plus âgé eut le premier l'honneur des faisceaux ; les pères de cinq enfants furent exempts des charges de la curie. Nerva, pour encourager la plèbe à élever ses enfants et pour lui faciliter cette tâche, fit distribuer des terres aux indigents. Trajan, dans la même pensée, ajouta les noms de 5,000 enfants sur le rôle alimentaire et fonda des rentes perpétuelles qui ne s'élevèrent pas à moins de 4 millions 600 mille francs pour l'entretien d'un certain nombre d'entre eux. Alexandre Sévère fit une donation analogue à des enfants pauvres qu'il appela Mamméens, du nom de sa mère, et enleva aux pères de famille le droit de mort.

Christianisme. — Enfin le christianisme apporte à l'enfant, toujours soumis au régime de l'autorité paternelle absolue, ce secours qu'il donne partout aux faibles et aux opprimés. Inspiré par la nouvelle foi reli-

1. Aulu-Gelle. *Nuits attiques.*

gieuse, Constantin promulgue l'édit célèbre par lequel il est prescrit de fournir sans retard la nourriture et les vêtements aux nouveau-nés que les parents déclareraient n'avoir pas le moyen d'élever. Des asiles sont ouverts aux orphelins et aux enfants trouvés.

Les odieux abus de la puissance paternelle ne disparurent pas encore et la coutume de vendre ou d'exposer les enfants était restée comme le sinistre privilége de la paternité du pauvre[1]. Lactance, précepteur du fils de Constantin, s'élève avec indignation contre ces pères qui en faisant périr leurs enfants portent une main criminelle sur l'œuvre de Dieu et qui, en les exposant, commettent un forfait aussi détestable, car ils les livrent sûrement *ad servitudinem vel ad lupanar*. La promulgation des Pandectes en 533 met seule un terme à la tolérance de ces attentats contre l'humanité. Ces lois reconnaissent coupable d'homicide envers l'enfant, non-seulement celui qui l'étouffe en naissant mais même celui qui refuse de le nourrir ou l'expose dans un lieu public. La liberté de l'enfant trouvé est déclarée imprescriptible.

Gaule. — En France la destinée de l'enfant éprouva des vicissitudes aussi cruelles. Le vieux Gaulois qui n'avait le droit ni d'aliéner ses biens, ni de déshériter ses descendants, ni même d'avantager l'un aux dépens

1. A. Monnier. *Histoire de l'assistance publique dans les temps anciens et modernes*. Paris, 1856, in-8.

de l'autre[1], pouvait vendre ses enfants, les exposer et les mettre à mort. La religion du Christ, en pénétrant en Gaule, ne triomphe pas tout d'abord de cette barbare constitution de la famille. Elle ne rencontre pas dans ces régions incultes, comme en Italie et en Orient, une société élégante dont les mœurs douces s'harmonisaient avec les principes humanitaires du christianisme. Vie désordonnée et turbulente, habitudes féroces et sanguinaires, tel était l'état social des Gallo-Romains. L'influence religieuse comprimait sans les anéantir ces penchants brutaux.

Dès qu'à cette extrême barbarie eurent succédé des mœurs meilleures, l'enfant trouva dans les coutumes germaniques et galliques une protection plus sûre que celle qui lui était acquise à la même époque dans les contrées où régnait le droit romain. Cette dernière législation avait maintenu dans sa sévérité primitive l'autorité du chef de famille, véritable institution politique, tandis que dans les pays de droit coutumier la puissance paternelle se fondait sur les lois de la nature. Par la coutume de certaines provinces de France, le père était tenu à des obligations sérieuses envers ses enfants, il devait leur procurer une éducation conforme au rang qu'il occupait dans la société, son pouvoir sur eux cessait à leur majorité qui était fixée à la prise des armes, c'est-à-dire à 14 ans. On regar-

1. H. Martin. *Histoire de France.*

dait la dot comme une dette naturelle aux parents.

Moyen âge. — Aux temps de la chevalerie, les châtelaines dans leurs manoirs s'occupaient beaucoup de leurs enfants, et elles les élevaient dans la piété et le sentiment de l'honneur dont elles leur donnaient l'exemple. Les mères, quelle que fût leur condition, nourrissaient leurs enfants, ce n'était pas toutefois une règle sans exceptions. Au douzième siècle, il existait déjà des recommanderesses, personnes auxquelles s'adressaient les nourrices qui venaient à Paris chercher les nouveau-nés pour les allaiter. La faculté de vendre ses enfants avait disparu peu à peu, mais il n'en fut pas de même de l'exposition qui était fréquente. On voyait aux portes des églises des coquilles de marbre dans lesquelles se déposaient les enfants qui étaient abandonnés. On les portait en ce lieu pour que quelque âme bienfaisante les recueillît ; à défaut de la charité privée, les fabriques devaient en supporter la charge.

Les années s'écoulent, la société française passe par les mêmes étapes qu'ont parcourues les civilisations grecque et latine. Les mœurs s'adoucissent et les lois apportent leur appui à l'œuvre du progrès. Une latitude de moins en moins étendue est laissée aux violences individuelles; les rois s'efforcent, par des ordonnances nombreuses, de restreindre le nombre des expositions et des infanticides ; l'abandon d'un enfant est puni de mort. Ces édits royaux n'eurent pas tout l'effet qu'on en avait espéré et l'infanticide resta dans les campagnes aussi commun que l'exposition dans les villes.

Dans beaucoup de contrées situées au nord de la Loire, l'émancipation des époux par le mariage, la communauté des biens, le douaire, la défaveur des testaments et les limites qu'ils ne pouvaient franchir étaient des coutumes dictées par le sentiment de la famille et inconnues de l'antiquité. Mais la jurisprudence des pays méridionaux restait étrangère aux affections que le droit naturel commande, elle portait la rude empreinte du droit romain dont l'autorité allait toujours grandissant. Légalement le fils de famille restait soumis, quel que fût son âge, au pouvoir de son père, et s'il se mariait, ses propres enfants étaient eux aussi sous la puissance de leur aïeul. Il en résultait parfois cette situation révoltante d'un père qui émancipait ses petits enfants, les retirait ainsi de l'autorité de son fils, tout en maintenant celui-ci sous la sienne. La morgue, la froideur, la violence du plus grand nombre des pères ne pouvaient être compensées par l'admirable vertu de quelques-uns [1]. Au XVIIe siècle, l'habitude de fouetter vigoureusement les enfants était encore universelle et Louis XIV lui-même ne fut pas à l'abri de cette brutale coutume.

Les dames de haute naissance avaient peu à peu cessé de nourrir leurs enfants, les bourgeoises enri-

1. Bernard. *Histoire de l'autorité paternelle en France*, 1864, in-8.

chies s'empressèrent de les imiter et l'exemple devint assez contagieux pour que le nombre des nourrices inscrites au bureau de Paais atteignît le chiffre de 14,000 dans le cours de l'année 1770 et que de 1771 à 1776 il fût envoyé à la campagne, année commune, 9,581 nourrissons[1], c'est-à-dire à peu près la moitié des enfants nés à Paris, sans compter ceux qui étaient placés directement par les familles.

La Constituante retira au père le droit de correction sur ses enfants et le remit entre les mains d'un tribunal domestique de la famille composé de huit parents. Elle généralisa pour la France entière les dispositions qui dans la plupart des coutumes faisaient cesser la puissance paternelle à la majorité. Toutes les inégalités résultant des qualités d'aîné ou de cadet, de fils ou de fille, etc., entre héritiers ab intestat furent abolies. La Convention alla beaucoup plus loin. Elle supprima toute distinction dans la nature et l'origine des biens, propres ou acquêts, meubles ou immeubles, pour en régler la transmission, et interdit aux pères de famille la faculté de disposer de leurs biens par donation ou testament autrement que pour un dixième.

Le code civil considère les enfants comme des êtres libres, mais faibles, dont les droits ont besoin d'être sauvegardés par une législation protectrice. Le titre qui traite de la puissance paternelle commence par

1. Gazette d'agriculture, 1778.

ces mots : « L'enfant à tout âge doit honneur et res-
« pect à ses père et mère ; il reste sous leur autorité
« jusqu'à sa majorité ou son émancipation. » Il ne s'agit plus d'un pouvoir aux allures sévères et hautaines exigeant une soumission absolue, mais d'une autorité qui ne doit exercer de corrections que dans un but éducateur et non par suite d'un droit de juridiction qu'on ne lui reconnaît pas[1]. La mère de famille prend auprès du père la place qui lui appartient à l'égard des enfants, en participant à la puissance paternelle.

Époque contemporaine. — A l'époque contemporaine l'éducation morale, molle ou nulle dans certaines familles, sévère et rigide dans d'autres, dépend plus du tempérament des parents, de leur caractère et de leurs habitudes que d'une conduite raisonnée de leur part, et sous ce rapport, nous devons l'avouer, notre siècle ne diffère pas de ceux qui l'ont précédé.

D'une manière générale on peut dire que la famille s'adresse davantage à la sympathie de l'enfant, est plus expansive dans son affection, moins raisonneuse et moins prodigue de sentences qu'au XVIIIe siècle ; elle ne cherche pas à convaincre, par un grave sermon, un bébé de quatre ans qu'il a tort d'aimer les confitures. Il est plus rare de voir les enfants exclus

1. Dalloz, *Répertoire de législation.*

de son intimité pour être abandonnés à des gouvernantes ou à des domestiques. La culture intellectuelle à laquelle on avait dès le XVIIe siècle commencé à apporter plus de soins que par le passé et qui au XVIIIe siècle fut l'objet d'une sollicitude toute spéciale, s'est généralisée. Beaucoup d'enfants sont même initiés de bonne heure à la musique, cet art qui, dans les *hindergarten* (jardins d'enfants) d'Allemagne, a été considéré comme un utile auxiliaire de l'hygiène, et on les familiarise avec une langue étrangère.

L'hygiène de la première enfance s'améliore de jour en jour [1]. Les manuscrits et les bas-reliefs du moyen âge représentent les nourrissons couchés dans des paniers d'osier que l'on abritait pendant la nuit sous les amples courtines du lit de la mère, ou portés dans les bras et toujours enveloppés des pieds à la tête de bandelettes qui serraient les membres et les empêchaient de faire le moindre mouvement; c'était le maillot, ce vieil instrument de torture que J.-J. Rousseau a le plus contribué à discréditer dans l'opinion publique. L'adoption de certaines coutumes anglaises bien entendues, des habitudes de villégiature plus générales sont très-favorables à la première enfance. Ce n'est pas que le tableau ne présente quelques ombres. Les mères n'allaitent plus leurs enfants; à Paris, sur 53,000 nouveau-nés, 25,500 sont envoyés en nourrice

1. Viollet-le-Duc. *Dictionnaire raisonné du mobilier français de l'époque carlovingieune à la renaissance.*

à la campagne[1], l'usage du biberon est trop répandu, et fait grave qui est un des signes du temps, la France possède peu de petits enfants. Chaque année on compte dans notre pays un million de naissances, ce qui constitue 26 enfants par 1,000 habitants. Au commencement du siècle, pour une population moins nombreuse, il existait plus de nouveau-nés. Nous sommes donc sous ce rapport dans une décadence qui contraste avec la féconde natalité des contrées limitrophes. Pour 1,000 habitants il y a en Prusse 39 naissances, en Autriche 37, en Angleterre 32, en Belgique 30, la France n'occupe que le onzième rang.

De grandes armées permanentes, l'immigration des gens de la campagne dans les grandes villes, une aisance plus générale, car les départements les plus riches se signalent par une faible population infantile; telles sont les causes de cette fécondité minime que ne compense malheureusement pas une mortalité peu élevée.

Un sixième des enfants succombe dans les douze premiers mois, un cinquième ne parvient pas à l'âge de deux ans, un quart à quatre ans. Nous voyons que la mortalité la plus forte a lieu dans la première année de l'existence. Sur 100 enfants de la naissance à un an, la Norwége a 10 décès, le Hanovre 13, le Danemarck 13, la Suède 15, la Belgique 15, l'Angleterre 15 et la France 17. Il est instructif de remarquer que ce

1. Bulletin de l'Académie de médecine, année 1869.

sont les 80,000 enfants naturels qui annuellement viennent au monde en France, dont le contingent à la mort est le plus considérable. Tandis que sur 100 enfants légitimes on n'en perd que 16, sur 100 illégitimes 36 n'existent plus à la fin de la première année.

Depuis 1862 [1] l'excédant des naissances sur les décès ne cesse de décroître et l'augmentation du nombre des habitants n'est due qu'à ce que la vie humaine est plus prolongée. Cette menace de dépopulation dont l'importance n'échappera à personne après les malheurs militaires qui ont accablé la France, montre que les questions qui concernent le premier âge méritent de préoccuper les économistes et les hommes d'État.

1. Statistique de la France, 2e série, vol. XVIII.

II.

LE NOUVEAU-NÉ, SON DÉVELOPPEMENT.

L'enfant à sa naissance. — Première dentition. — Sevrage. — L'enfant à cinq ans. — Mortalité infantile.

L'enfant à sa naissance. — L'extrême faiblesse dans laquelle gémit la créature humaine à sa naissance lui rend fort périlleuse sa brusque évolution et sa lutte inévitable contre des éléments avec lesquels elle n'avait eu jusque-là aucun contact.

Au sortir du sein maternel l'air frappe la surface du corps du nouveau-né et pénètre dans ses organes respiratoires; le sang cesse de passer directement du côté droit du cœur dans le côté gauche par le trou de Botal et fait un circuit au travers des poumons pour s'y vivifier en exhalant son gaz acide carbonique et en absorbant le gaz oxygène de l'air inspiré. La respiration est tellement active que le chiffre des inspirations s'élève à 40 par minute.

La peau ne s'habitue que progressivement au milieu nouveau qui l'entoure, de même que les poumons à l'abord du sang et de l'air. Pendant longtemps l'enfant est très-impressionnable au froid, ce qui n'explique pas la facilité avec laquelle sa température, qui est de 37° en moyenne, oscille sous l'influence de l'atmosphère dont il est enveloppé. Le tube digestif tolère, pour ainsi dire, une unique substance, le lait : encore est-il trop pauvre ou trop riche, le nourrisson en patît aussitôt ; les digestions sont rapides et incomplètes. L'état imparfait des os et des muscles rend le corps incapable de se mouvoir.

Le nouveau-né sort peu à peu de cette vie végétative, de ce sommeil qu'interrompaient seuls des repas répétés et des vagissements sans fin. Il entre en relations avec ce qui l'entoure. Des sympathies et des répulsions se manifestent ; à deux mois son chagrin se traduit par des larmes et son contentement par des rires, la volonté apparaît et il commence à pouvoir soutenir sa tête.

Nous allons voir ses membres s'agiter sans cesse, devenir assez forts pour saisir les objets, pour permettre la position assise à 4 mois, puis la station debout vers la fin de cette même année. Les sens se perfectionnent; les yeux, quoique jugeant mal les distances, apprennent à fixer. L'attention se porte sur tous les objets environnants, mais ne s'y arrête pas. Les impressions sont confuses et fugitives, et cependant les habitudes se contractent avec rapidité.

Première dentition. — La première dentition commence, elle a lieu en cinq temps séparés par des intervalles de repos. Les 2 incisives médianes inférieures paraissent les premières, puis viennent les 4 incisives supérieures. Les 2 incisives latérales inférieures et les 4 premières petites molaires constituent le troisième groupe. Les 4 canines ou œillères forment le quatrième et pour finir apparaissent les 4 secondes petites molaires. Total 20 dents de lait dont l'évolution est presque toujours achevée avant le début de la quatrième année. Cette règle n'est pas constante; ainsi la première dent, qui en général perce entre 6 et 7 mois, peut se montrer dès le second, ou au contraire s'attarder jusqu'au quatorzième. Les secondes petites molaires peuvent évoluer avant les canines, un temps de repos peut manquer, etc., etc., sans qu'il y ait lieu d'être surpris ni inquiet de ces irrégularités.

Sevrage. — Les organes digestifs supportent une nourriture moins uniforme. Les bouillons, les potages, les soupes prennent rang dans l'alimentation. Les repas s'espacent et les matières ingérées séjournent plus longtemps dans l'estomac. Les selles deviennent moins fréquentes et acquièrent plus de consistance. L'enfant fait ses premiers pas (11 mois) ; au début, les mouvements se coordonnent mal et les chutes sont fréquentes. Avec le temps, les distances et les obstacles s'apprécient plus exactement. Un système musculaire devenu plus énergique maintient mieux un équilibre de moins en moins instable, la crainte de tomber disparaît et en quelques mois la marche est assurée.

De nouvelles facultés cérébrales se manifestent, la mémoire prend la place de l'instinct, la curiosité est un trait dominant ; le petit enfant, ardent à vivre et à sentir et à qui se présentent une multitude d'objets qui lui semblent nouveaux, veut toucher et examiner tout ce qui est à la portée de ses regards ; il cherche à imiter les gestes et les attitudes de ceux qui l'approchent.

L'homme est d'une nature singeresse et imitatrice [1]. Des passions parfois très-vives l'agitent et se peignent sur son visage mobile. Ses désirs rencontrent-ils quelque obstacle inattendu? apparaissent ces colères dont la violence étonne et qui plus tard cesseront de se produire sous l'empire croissant de la raison.

Au langage mimique succède, à 11 mois, la parole qui est le langage articulé. La voyelle la plus facile à émettre est l'*a*, grande source de joie pour les mères qui croient reconnaître dans les premières syllabes sortant de la bouche de leur bébé ce nom de maman qu'elles attendent avec tant d'impatience. Des mots isolés constituent à eux seuls la première conversation enfantine, les mots associés en font partie de 2 à 3 ans, elle ne se compose de phrases que dans la troisième année.

1. Montaigne.

L'enfant étend de plus en plus le cercle de ses actions, il suffit qu'il ait la pensée d'un mouvement pour vouloir l'exécuter aussitôt sans autre mobile que la satisfaction d'agir : ce plaisir bientôt ne lui est plus suffisant, il veut un but à son acte et l'imagination prenant son essor en crée au besoin. C'est ainsi que la petite fille berce un objet quel qu'il soit, en prend le plus grand soin comme si ce jouet était un véritable enfant; elle sait qu'il n'en est rien, mais il lui plaît de se l'imaginer. La réflexion et le raisonnement entrent en scène à leur tour et leur existence se signale par ce déluge de questions que les enfants adressent à tous ceux qui les approchent. L'éducation intellectuelle est commencée et la période de la croissance la plus rapide s'achève.

L'enfant à cinq ans. — Quelle distance entre ce nouveau-né, *sanguinolens*, que nous avons vu presque inerte et ce charmant enfant blond, ils le sont pour ainsi dire tous, un peu lymphatique ou un peu sanguin, mais toujours très-nerveux : vif, souple et gai, dont les formes, les mouvements, le babil ont un je ne sais quoi de gracieux et de naïf qui est rempli de séduction. Si la différence est grande dans l'apparence, le changement n'est pas moindre aux autres points de vue. Lorsqu'il vint au monde, sa taille ne dépassait pas cinquante centimètres, il pesait trois kilogrammes à trois kilogrammes et demi et il prenait environ 500 grammes de lait dans les 24 heures. Le tableau qui suit nous apprend de quel pas rapide marche l'accroissement au début de la vie [1].

	1er jour.	1er mois.	2e mois.	3e mois.	4e mois.	5e mois.	6e mois.	7e mois.	8e mois.	9e mois.
	gr.	gr.	gr.	gr.	gr.	r.	gr.	gr.	gr.	gr.
Quantité de lait prise dans les 24 heures.	30	650	700	850	950	950	950	950	50	950
Augmentation de poids.	00	750	700	650	600	550	500	450	400	350
Poids moyen.	3250	4000	4700	5350	5950	6500	7000	7450	7850	8200

La taille grandit de 20 centimètres dans la première année, de dix dans la seconde ; à deux ans et demi, elle atteint la moitié de la stature définitive, et à cinq ans elle est le double de celle qui existait au moment de la naissance.

Toutes ces conquêtes, ces organes qui ne cessent de croître et de se perfectionner exigent une activité excessive de la circulation du sang. Il en résulte une singulière aptitude aux congestions vers le cerveau et la poitrine, aux hémorragies intestinales, aux éruptions cutanées. La dentition à elle seule provoque des symptômes quelquefois fort sérieux. Aux périodes les plus actives de la croissance, une vie en quelque sorte exubérante coexiste avec des organes imparfaits et des fonctions mal régularisées; il arrive que tantôt se produisent des excitations trop impétueuses et pleines de péril, tantôt au contraire une insuffisance d'énergie

1. Bouchaud. *De la mort par inanition et études expérimentales sur la nutrition chez les nouveau-nés.* Paris, 1864, in-8.

qui arrête l'accroissement et jette l'être entier dans la faiblesse et la torpeur.

Mortalité infantile. — Des causes aussi nombreuses de maladies rendent compte de l'exorbitant tribut que nous payons à la mort dans les premières années et surtout dans les premiers mois de la vie. Il reste à savoir comment certaines catégories d'enfants sont plus frappées que d'autres. Pourquoi la mortalité des enfants illégitimes est-elle le double de celle des enfants légitimes ? Pourquoi le département d'Eure-et-Loir perd-il 29 enfants sur 100 de la naissance à un an tandis que 11 sur 100 seulement succombent dans la Creuse? Pourquoi les petits Parisiens mis en nourrice périssent-ils dans la proportion de 51 pour 100, tandis que les enfants des localités où on les envoie n'ont que 19 décès sur 100 ? Pourquoi les enfants abandonnés et qu'assistent les hospices meurent-ils en si grand nombre que dans certains départements 90 sur 100 ont disparu avant la fin de la première année ? Une mortalité aussi inégale ne provient pas de la seule faiblesse du premier âge et doit être la résultante de diverses causes qu'il importe de connaître.

Dans le siècle dernier, sur 100 décès d'enfants trouvés, il y en avait 50 qui étaient attribués à l'endurcissement du tissu cellulaire sous l'influence du froid ; ce fait est consigné dans les registres de l'ancien Hôtel-Dieu de Paris.

« En 18..., à l'hospice des enfants trouvés de Par- « thenay, sur 153 enfants il en est mort de 1 jour à 1 an « 54, ce qui fait 35 pour cent. A l'hospice de X, sur « 244 enfants, au bout d'un an il en est mort 197, ce « qui fait 80 pour 100 ; j'ai acquis la certitude que « dans cet hospice les mêmes soins étaient donnés aux « enfants, la même surveillance exercée sur les nour- « rices qu'à Parthenay; seulement à X on ne fait allai- « ter aucun enfant, tous ceux qui sont reçus sont « nourris au biberon; c'est à ce défaut seul d'allaite- « ment que l'on doit attribuer la mortalité effrayante « que je viens de signaler. Les administrateurs de « cette maison ont cherché tous les moyens d'y porter « remède. Le seul qu'on ait pu trouver est le recours « à l'allaitement [1]. »

Dans le département du Calvados, des secours temporaires donnés aux mères nécessiteuses qui allaitaient leurs enfants ont fait descendre la mortalité de 51 à 21 pour 100 [2].

Genève est la ville de l'Europe où meurt le moins d'enfants à nombre égal de naissances et d'habitants. L'administration y envoie à l'improviste examiner les enfants placés à la campagne.

Les jeunes enfants meurent en moins grand nombre en Écosse qu'en Angleterre où l'habitude est assez

1. L'abbé Gaillard. *Recherches administratives statistiques et morales sur les enfants trouvés et les orphelins*, 1837.

2. A. Husson. *Bulletin de l'Académie de médecine*, 1869.

répandue de leur donner de la viande hachée dès le troisième mois; telle serait la cause de cette différence de mortalité entre les deux pays suivant le Dr Stark, directeur du bureau civil en Écosse.

Les enfants qui succombent en plus grand nombre paraissent donc être : 1° ceux qui, fruits de l'inconduite et venus au monde dans des conditions fâcheuses, présentent les attributs d'une faiblesse native exagérée, tels les enfants trouvés; 2° ceux à qui manquent à la fois et le lait d'une mère et sa sollicitude, tels les enfants illégitimes donnés à des nourrices que personne ne surveille. Après eux se rangent les enfants dont la nourriture est mauvaise ou insuffisante, tels ceux qui, entourés de soins d'ailleurs, ont des nourrices pauvres de lait, sont élevés au biberon, ou prennent des aliments qui ne conviennent pas à leur âge. Ainsi faiblesse native, défaut de soins, modes défectueux d'éducation, voilà les grandes causes de la forte mortalité du premier âge.

III.

ÉDUCATION PHYSIQUE.

Alimentation. — Habillement. — Ablutions. — Exercices. — Habitation.

L'éducation physique s'occupe des soins corporels nécessaires à l'entretien de la vie et de la santé de l'enfant. Elle doit prendre pour guide la connaissance de l'organisation infantile et l'expérience, j'entends celle dont des observations nombreuses et raisonnées constituent la base et non cette expérience trompeuse qui consiste à avoir élevé ou vu élever quelques enfants et qu'influencent si souvent de routinières traditions de famille ou de pays.

Régler l'alimentation dans ses modifications graduelles qui se rapportent à trois périodes de l'existence de l'enfant, celle d'allaitement, celle de transition ou sevrage et la période de nourriture végéto-animale qui devient le régime définitif; — entretenir la propreté du corps et le protéger, ce qui comprend l'habillement, les ablutions et les bains, partie de l'hygiène variable suivant les pays et très-sensiblement différente en France et en Angleterre; — surveiller les attitudes, que ce soit dans les mouvements et les jeux ou dans le repos et le sommeil, dans l'intérieur d'une habitation ou dans les promenades; — faire en sorte que l'air dans lequel vit un enfant et qui pénètre dans ses poumons ne soit pas vicié et possède une température convenable; telle est la tâche de l'éducation physique.

Alimentation. — Les enfants, pendant les premiers mois de leur existence, sont allaités par leur mère, par une nourrice sur lieux ou par une nourrice à la campagne. On peut encore les élever au moyen de l'allaitement dit artificiel. Quel que soit celui de ces modes d'alimentation que l'on préfère, ce choix doit être arrêté avant l'accouchement. L'allaitement maternel est tellement indiqué par la nature et si favorable au nourrisson, qu'à moins d'impossibilité réelle, c'est à lui qu'il faut avoir recours. Ces impossibilités peuvent tenir soit à des causes sociales, soit à des motifs tirés de l'ordre physiologique, tels que la crainte de nuire à la santé de la mère ou de ne pas donner une nourriture suffisante à l'enfant. Le médecin est seul apte à juger la question; toutefois une jeune femme qui n'agirait que sous la pression morale de son docteur et sans conviction, si je puis m'exprimer ainsi, ou dont la mère ou le mari désapprouveraient ouvertement son projet de nourrir elle-même, échouera selon toute probabilité, quelque bonne nourrice qu'elle puisse être[1].

Lorsque la détermination est prise de ne pas élever au sein maternel, on doit avoir recours au parti qui, dans cette conjoncture, présente le moins d'inconvénients, à la nourrice sur lieu. Le mari ou la mère de l'accouchée se rendent à un bureau de nourrices dans les premières heures qui suivent la naissance de l'enfant. La maîtresse du lieu s'informe si c'est une femme mariée ou une fille que l'on désire, les premières exigeant des prix plus élevés que les secondes; puis le défilé s'exécute, et avec un peu de patience on finit par rencontrer une femme qui répond au signalement suivant : physionomie agréable, chevelure noire, dents blanches, gencives colorées, gorge saillante, chairs fermes, embonpoint modéré, absence de cicatrices au cou; si on ajoute qu'elle est bourguignonne, mariée, âgée de 20 à 30 ans, accouchée depuis 3 ou 4 mois et que son enfant est vigoureux, on possède ce qui est, dans le monde parisien, le type le plus apprécié de la bonne nourrice. On discute les conditions pécuniaires et l'on se rend chez l'accoucheur où il est tenu plus de compte de la vigueur de la constution que de la beauté des formes.

Je ne parle pas du caractère, il est évident que pour s'assurer la tranquillité intérieure et s'éviter les

1. Jacquemier. *Dictionnaire encyclopédique des sciences médicales.*

ennuis d'une surveillance assidue, on recherchera une nourrice qui, autant que possible, ne sera ni malhonnête, ni gourmande, ni légère de mœurs; toutes choses qu'il est fort difficile de savoir d'avance. Mais de ce qu'un nourrisson aura sucé le lait d'une femme mal douée au moral on aurait tort de craindre qu'il ne contractât ses défauts. L'opinion contraire existait dans les anciens temps, d'où est sortie la tradition que Romulus et Rémus avaient été nourris par une louve; Télèphe, le fils d'Hercule, par une biche; Pelias, le fils de Neptune, par une cavale, et Ægisthe par une chèvre. Les faits de chaque jour démontrent que les dispositions morales ou physiques ne se transmettent pas par la voie de l'allaitement[1].

Enfin la nourrice est acceptée et entre en fonctions. Ces mesures doivent-elles inspirer aux parents une sécurité profonde? il n'en est rien. Connaît-on les antécédents de la nourrice? sait-on de quelle maladie elle ou ses parents ont été atteints? On n'a de certitude ni sur son âge ni sur celui de son lait. Les certificats qu'elle produit et que délivrent le maire ou le médecin de son village, maintes fois sont complaisamment inexacts. L'inspection faite par l'accoucheur ne donne aucune garantie réelle, dès qu'elle n'est pas complète, et on ne peut exiger de la nourrice qu'elle le soit.

La composition du lait qui est le point essentiel se trouve le plus difficile à élucider. On a eu recours à

1. Désormeaux.

un grand nombre de procédés et d'instruments. Le lactoscope, le densimètre, le microscope, l'analyse chimique, etc., etc. Ces moyens ont leur utilité, ils ne donnent pourtant pas la certitude absolue que le lait conviendra ou non à l'enfant, tel lait favorable à un enfant ne réussira pas à un autre. On voit souvent aussi des nourrices, également bien constituées, faire les unes de beaux élèves, les autres des élèves médiocres. Ces faits tiennent-ils à des qualités du lait inappréciables à nos moyens d'investigation, ou bien à ce que sa sécrétion est plus abondante chez les unes que chez les autres[1]? Natalis Guillot proposa le premier, pour vérifier les bonnes qualités d'une nourrice, de peser l'enfant avant et après chaque tétée et de voir de combien était augmenté le poids de l'enfant ; la différence devant donner la quantité de lait fournie par la nourrice. Ces recherches ont montré qu'une grande différence existe entre les femmes relativement à la quantité de lait qu'elles sont capables de produire. Plus récemment, le docteur Odier a émis le vœu que l'usage de la balance se répandît dans les hôpitaux et dans les familles. Dès qu'un enfant ne s'accroît pas dans une proportion normale, ou même perd de son poids, on recherche quelles modifications doivent être apportées à son hygiène[2]. Cette méthode est utile pour

1. De la nourrice et du nourrisson *in Union médicale*, 1852.

2. Odier. *Recherches sur la loi d'accroissement des nouveau-nés constaté par le système des pesées régulières.*

savoir si l'on doit garder une nourrice, mais ne peut venir en aide au choix d'une autre.

Ce qui précède explique pourquoi dans certaines familles on est obligé d'avoir recours à plusieurs nourrices successives. Ces changements occasionnent de fortes dépenses et sont tellement désagréables à effectuer que pour ne pas en augmenter le nombre, on supporte de la part de celle dont le lait paraît convenir au nourrisson, des défauts de caractère et des exigences de toute nature qui équivalent bien aux fatigues et à la sujétion de l'allaitement maternel.

Lorsque la position de fortune des parents ou l'exiguïté de leur domicile ne leur permet pas d'avoir une nourrice sur lieux, ils donnent le nouveau-né à une femme qui l'allaite chez elle. Elle sera choisie à la campagne, dans un pays salubre, avec une habitation convenable ; son mari ne doit avoir aucun des défauts tels que l'ivrognerie, la paresse ou la colère qui puissent faire redouter l'indigence ou la mauvaise harmonie dans le ménage. Il est à désirer que son enfant soit âgé de 6 à 7 mois avec promesse de sevrage immédiat, sinon l'on peut craindre que le lait étant insuffisant pour deux nourrissons, la nourrice n'y supplée avec l'allaitement artificiel. Ce n'est que demi-mal, lorsque la paysanne est intelligente, soigneuse et dévouée à son élève. Malheureusement ceci n'est pas la règle, et quand les parents sont loin de la nourrice, la surveillance est difficile, l'incurie et l'avarice se donnent carrière sans obstacles.

L'allaitement artificiel consiste à nourrir l'enfant de lait de vache ou de chèvre au moyen d'un biberon, d'une cuiller ou d'un petit pot. On peut y avoir recours en plusieurs circonstances. Dans l'intention de soulager la personne qui allaite, par exemple, on donne quelquefois le biberon la nuit et le sein le jour; c'est l'allaitement mixte. Si la nourrice habite en dehors des miasmes d'une grande ville ou d'un centre industriel, si elle a à sa disposition une vache, dont on a la faculté de choisir la nourriture et dont les bonnes qualités du lait sont certaines, l'allaitement artificiel, employé seul, présente encore des chances de succès. Il nécessite néanmoins des soins beaucoup plus minutieux que l'allaitement au sein et je me persuade que ce qui l'a fait proscrire par la presque unanimité des médecins ayant nom dans la science, c'est que les conditions qu'il exige sont difficiles à remplir et ne sont pas exécutées. On a peut-être aussi mis à son compte les résultats déplorables de l'alimentation prématurée[1], c'est-à-dire de l'administration aux enfants, d'une nourriture disproportionnée à leur âge. Les bouillies, les panades, les soupes données trop tôt méritent les malédictions scientifiques dont l'allaitement artificiel a été l'objet. Un accoucheur célèbre appelait les enfants élevés au biberon *des échappés*

1. J. Guérin. *In Bulletin de l'Académie de médecine*, 1867.

de nourriture. Il est certain que ce mode d'alimentation est très-dangereux dans les grandes villes, désastreux dans les hospices consacrés aux nouveau-nés, et que la statistique a accumulé contre lui des chiffres accablants[1].

J'ai parlé jusqu'ici des divers systèmes d'allaitement et de leurs avantages respectifs : je vais à présent entrer dans quelques détails d'application au sujet de chacun d'eux.

Quelques heures après l'accouchement, la mère commence à donner le sein ; si l'on prend une nourrice, il est tout aussi inutile d'attendre 12 ou 48 heures pour allaiter et la vieille tradition de l'eau sucrée tend à tomber en désuétude. Au début, on vient en aide à l'enfant en lui mettant le mamelon dans la bouche.

Il est bon de soumettre dès les premiers jours les repas à une certaine règle qui permette à la nourrice de prendre un repos indispensable, à l'enfant de digérer l'aliment qu'il vient de recevoir ; très-rapprochés d'abord, puis successivement plus éloignés, leur nombre ne peut pas être fixé d'une manière absolue, il doit nécessairement varier suivant la force de l'enfant et celle de la mère, l'abondance du lait et sa qualité[2].

Des cinquante mémoires que la société protectrice de l'enfance a reçus sur la question qu'elle avait mise

1. Villermé. De la mortalité des enfants trouvés *in Annales d'hygiène,* 1838.

2. Dugès.

au concours de 1867 : — *L'allaitement au point de vue de la mère de l'enfant et de la société*, un tiers au moins contiennent l'opinion que les enfants ne doivent téter que toutes les quatre heures le jour et pas du tout la nuit. Je rejette de toutes mes forces une pareille doctrine qui réduirait le nombre maximum des repas d'un enfant à 4 par 24 heures, et la plupart des mères résisteraient aux efforts entrepris pour leur faire adopter une pareille ligne de conduite. J'ai constaté que dans les premières semaines beaucoup de nourrices donnent le sein toutes les heures et l'immense majorité ne laisse pas s'écouler plus de deux heures entre chaque tétée pendant l'état de veille. Ce dernier intervalle est admis par un certain nombre de praticiens qui font autorité et c'est celui que j'adopte.

Il faut du reste s'assurer que l'enfant éprouve un besoin réel de téter, ce qui est facile. S'il a faim, il saisit avidement le bout du doigt lorsqu'on l'introduit entre ses lèvres; il tourne la tête à droite et à gauche et ouvre la bouche comme pour chercher le mamelon; on ne doit jamais le lui présenter dans le but unique d'apaiser ses cris, comme le font beaucoup de nourrices, dont la mamelle est toujours là comme unique consolation. A six mois il est naturel qu'un enfant ne tète que toutes les quatre heures pendant la nuit; la nourrice reposant davantage aura un lait meilleur et je ne trouve aucun inconvénient à ce que le même intervalle existe pendant le jour.

A cette époque des bouillies et des potages légers avec la fécule de pomme de terre, le tapioca, l'arrow-root, la farine de riz, la fleur de farine séchée au four, le pain bien cuit qu'on réduit en bouillie très-claire à travers un linge fin, entrent dans le régime alimentaire. Quelques mois plus tard, on donne des potages gras, de l'eau sucrée et rougie avec du vin, on laisse l'enfant mâcher des croûtes de pain soit sec ; soit trempé dans du jus de viande, on lui fait sucer quelques os de volaille et le sein se supprime la nuit.

Je ne fais pas ici de mathématiques et ce serait mal saisir ma pensée que de prendre dans tous les cas ces chiffres au pied de la lettre; à considérer les choses dans la dernière précision, il n'y a pas deux enfants qui puissent être toujours conduits par une même méthode. Cette diminution progressive dans le nombre des tétées habitue peu à peu le nourrisson à se passer du sein qui l'allaite et le prépare au sevrage; changement qui ne pourrait être fait brusquement sans impunité.

Allaitement artificiel. — L'allaitement artificiel employé seul ou comme auxiliaire de l'allaitement maternel nécessite un instrument à l'aide duquel on donne à boire à l'enfant. La cuiller, la timbale et le petit pot, sorte de burette, exposent à quelques inconvénients. Avec ces objets l'enfant n'exerce plus de mouvements de succion et le lait tombe dans l'estomac sans s'être mélangé au préalable à la salive, ce qui est un travail avantageux à la digestion. De plus l'enfant désapprend de téter, et si le retour à l'allaitement naturel était jugé nécessaire, l'embarras serait grand.

On dut imaginer des appareils qui rapprochassent le plus possible l'allaitement artificiel des conditions de l'allaitement naturel, les biberons; ce sont des bouteilles en verre capables de contenir environ 200 grammes de lait et différant entre elles surtout par la matière qui compose ce qu'on appelle le mamelon, c'est-à-dire, cette partie de l'appareil qui doit pénétrer dans la bouche de l'enfant. Le biberon le plus primitif consiste en une fiole dont le goulot est fermé par une éponge qui le dépasse de trois centimètres et que coiffe une mousseline. Puis vient le biberon en bateau, flacon de verre plat, à extrémité olivaire perforée d'un canal et recouverte d'une tétine de vache. Les biberons ordinaires du commerce se composent d'une petite bouteille que ferme un bouchon en liége traversé par un canal et surmonté d'une virole en buis sur laquelle se fixe un mamelon en tétine. Les biberons de Mme Breton, Darbot à spirale, Thiers, Anglais, etc., sont d'un mécanisme plus compliqué.

Ces différents appareils exigent tous une excessive propreté; s'il y séjourne quelques gouttes de lait, ce liquide s'aigrit très-vite, principalement dans les grandes chaleurs, et altère le lait nouveau que l'on ajoute, ils doivent donc être démontés, vidés, lavés et essuyés chaque fois que l'on a fait boire l'enfant. Lorsque le mamelon est confectionné avec du linge ou une éponge, il laisse affluer avec trop d'abondance le lait dans la bouche et exige plus que toute autre substance les perpétuels lavages dont j'ai parlé. La tétine de vache ne permet pas au lait de venir en jet trop fort, mais, comme l'éponge, elle s'altère en peu de jours et veut être souvent renouvelée. L'imprégnation du liége est également assez rapide. On a noté contre les mamelons en caoutchouc leur odeur désagréable. L'ivoire ramolli se fendille dès qu'on n'a pas le soin de l'humidifier à courts intervalles, ses avantages sont d'être assez résistant pour ne pas s'affaisser sur lui-même, ce qui interrompt le cours du lait et assez souple pour ne pas blesser les gencives. En définitive, tous les biberons ont des défauts entre lesquels je ne veux pas faire de classement, je me borne à conseiller le rejet de ceux dont le mamelon ne se compose que d'une éponge ou d'un tampon de linge, ou est fabriqué en une substance dure et rude aux gencives, telle que le cristal.

On se sert d'un lait nouvellement trait, provenant toujours de la même vache, chauffé non pas directement sur le feu mais au bain-marie à une température de 37° centigrades environ, sans jamais être soumis à l'ébullition; un peu sucré, coupé avec une quantité variable, suivant l'âge de l'enfant, d'eau pure, d'une décoction légère d'orge de gruau ou d'avoine. Pendant les huit premiers jours on coupe avec trois quarts d'eau, pendant les deux premiers mois avec moitié et pendant les trois suivants avec un quart seulement. Pour que cette boisson ne s'altère pas, il est important de ne la préparer qu'au fur et à mesure des besoins; on doit donc rejeter du vase ce qui peut rester de lait après que l'enfant a pris son repas. Entouré de ces précautions minutieuses l'allaitement artificiel peut réussir.

Sevrage. — Le moment auquel on cesse l'allaitement dépend de plusieurs circonstances, de l'état de la dentition surtout. Ce n'est pas que je croie la présence de 6, 12 ou 16 dents indispensable, mais il est prudent de ne pas faire coïncider deux causes puissantes de diarrhée telles que le sevrage et l'évolution d'un groupe dentaire ; l'on évitera pour la même raison la période estivale de l'année. C'est parce que ces trois influences, changement de régime, sortie des dents, saison chaude, sont alors combinées que les nourrices ont appris à craindre pour un enfant son second été et non parce qu'il y a dans cette saison même quelque chose de dangereux.

Certains nourrissons délicats ou qui ont facilement le corps dérangé doivent être sevrés au milieu des conditions les plus favorables qu'il soit possible de réunir ; chez ceux-ci on attendra que les canines dont la sortie est la plus pénible aient paru à la surface des gencives et on agira en dehors des mois d'été, ce qui peut reporter le sevrage après les deux premières années. Pour les autres enfants il est permis de prendre en considération la commodité ou l'intérêt des familles et de sevrer dès le douzième et le quatorzième mois, pourvu qu'il existe des dents, quel qu'en soit le nombre. Le régime se composera de lait, bouillons, panades, soupes, chocolat au lait, racahout, œufs cuits légèrement, pommes de terre, mie de pain trempée dans du jus de viande; les Anglais ajoutent des puddings au tapioka, au riz, etc. On observe les effets de chaque nouvel aliment et toute substance difficilement digérée est écartée aussitôt.

A dix-huit mois, le mouton ou le bœuf rôtis et coupés en menus morceaux et si l'enfant n'a pas un nombre de dents suffisant pour mâcher, s'il est faible, de la viande crue pilée, passée et mélangée avec de la mie de pain et de la confiture feront partie d'une alimentation dont le lait reste toujours le principal élément.

Dans le cours de la troisième année, le régime perd peu à peu sa sévérité, et à l'exception de la charcuterie, du poisson, des fruits, des choux, du vin pur, du café, du thé, des gâteaux et des sucreries, qui ne doivent être pris que par exception, tout devient autorisé.

Habillement. — Il existe en France pour les nouveau-nés deux modes d'habillement. Le plus en usage appelé *maillot* varie, suivant les familles et les pays, dans le plus ou le moins de liberté qu'il accorde à l'enfant. Voici quelle en est presque toujours la composition. Sur le nombril et autour du ventre une compresse et une bande qu'il est utile de maintenir durant le premier mois. Pour la tête un béguin de toile et un bonnet de mousseline dans l'été; un béguin de toile, un autre de flanelle et un bonnet de piqué dans la saison rigoureuse. Pour le corps une petite chemise de toile, une brassière de laine et une de piqué, la première est supprimée dès que se montre le beau temps. Les extrémités inférieures sont recouvertes en premier lieu d'une couche, morceau de toile de 70 centimètres de long sur 75 centimètres de large, qui enveloppe le siége et sépare les deux membres inférieurs l'un de l'autre, puis d'une pièce de laine ou de coton qui enveloppe l'enfant des aisselles aux pieds qu'elle dépasse; cette extrémité est rabattue avec la couche sur la partie antérieure du corps et attachée avec des épingles anglaises de sûreté. Des épingles ordinaires sont susceptibles de se déplacer et de piquer les enfants, cette crainte suffit pour les faire bannir de leur toilette. Dans la saison chaude les langes ne sont pas repliés et flottent librement au-dessous des pieds. Une pelisse à capuchon très-ample et très-longue faite d'un tissu de laine pour le froid, de coton pour la chaleur, recouvre les autres pièces de l'habillement au moment des promenades. Vers le troisième mois en été, le quatrième ou le cinquième en hiver, on abandonne les langes pendant le jour et on les remplace par une robe longue, il est dès lors nécessaire d'ajouter des bas et des chaussons. A la même époque les bonnets sont supprimés au milieu de l'atmosphère chaude des appartements dans la saison rigoureuse et à l'air libre pendant les beaux jours.

Le second mode de vêtir les enfants est l'habillement anglais : Il comprend, à la place des langes, de longues robes; c'est du moins la seule modification du costume du premier âge adoptée en France. En Angleterre, aussitôt après la naissance, on enroule autour du ventre du baby une bande de flanelle et on la laisse plusieurs semaines, quelques personnes ne l'ôtent qu'après le troisième mois. Le reste de la toilette se compose de bas et de petits chaussons, d'une couche, d'une chemise, d'une robe de flanelle, d'un jupon à corsage et par-dessus le tout d'une robe à manches. Les vêtements sont ouverts par derrière dans toute leur longueur et se ferment avec des rubans ou au moyen de boutonnières. A six semaines ou deux mois les enfants sont habillés en trois quarts, ce qui veut dire que les jupes sont raccourcies et ne dépassent pas les pieds.

Quelle est la meilleure de ces deux méthodes ? Je les crois toutes les deux bonnes à la condition de s'en servir judicieusement. Le maillot a le grave inconvénient de faciliter aux nourrices l'application sur le nouveau-né de leurs théories si chères; elles lui garrottent avec le lange les membres inférieurs, dans le but de les redresser, ce dont la nature s'acquitte fort bien elle-même; non contentes de cela, elles enveloppent les épaules d'un fichu qui se croise au-devant de la poitrine, et se noue derrière le dos; de telle sorte que le petit personnage ne peut remuer ni bras ni jambes. Naturellement il n'est pas satisfait, la nourrice s'étonne et sort sa mamelle. A chaque gémissement, la même manœuvre se reproduit et finit par avoir raison du braillard gorgé de lait. Ce ne sont pas seulement les membres qui risquent d'être comprimés, mais aussi le ventre et la poitrine, d'où peut résulter une gêne fâcheuse pour les principaux organes dans l'exercice de leurs fonctions. L'habillement à l'anglaise donne plus de liberté à l'enfant et ne laisse pas séjourner son corps au milieu d'un air corrompu qui se renouvelle avec peine au travers du lange. D'un autre côté il entraîne de plus grandes dépenses de blanchissage qui rendent difficile sa généralisation chez les pauvres gens et il expose un peu les enfants au refroidissement parce que les bas appliqués sur la peau s'imbibent d'une urine qui se refroidit au contact de l'air. Pour ces raisons je préfère l'habillement anglais en tout temps dans les familles aisées et chez les enfants bien portants; en été seulement chez les sujets chétifs, mal surveillés ou dont les vêtements ne pourraient être changés dès qu'ils seraient souillés.

Lorsque l'enfant commence à se tenir debout, aux vêtements longs on fait succéder les jupes courtes ; la couche est pliée en triangle dont deux angles sont ramenés en ceinture autour du tronc et dont l'angle inférieur passe entre les jambes pour se nouer avec les deux autres sur le ventre. Une chemise longue, un jupon à corsage et une robe complètent la toilette. L'hiver on ajoute une brassière et un jupon de flanelle. Les chaussons sont remplacés par des souliers amples et faits de cuir souple; dès qu'ils deviennent trop étroits il faut les mettre de côté, les bottines ne doivent être employées qu'à deux ans et que si l'articulation du pied avec la jambe manque de solidité.

L'enfant court tout seul; il sait prévenir, dès qu'il éprouve un besoin. Nouvelle modification dans l'habillement; la couche est supprimée et le corps est recouvert d'une chemise fendue sur le côté, de pantalons et de bas ou de chaussettes. Comme les enfants ne doivent avoir ni ceintures ni jarretières ni quoi que ce soit qui les étreigne, un corset en coutil lacé dans le dos sert à soutenir le pantalon au moyen de boutons et les bas à l'aide de cordons. Le reste du costume subit déjà les vicissitudes de la mode. Au commencement du XVIIIe siècle les petites filles sont enfermées dans des corps à baleines, sorte de cuirasses destinées à leur façonner la taille, leurs grands habits sont chargés de nœuds de rubans et de dentelles. A la fin du même siècle, tout ce luxe fait place à une extrême simplicité et les petites filles n'ont qu'un fourreau de mousseline. En 1830 leur coiffure consistait en une capote, en 1870 c'est un chapeau rond.

J'ai souvent entendu vanter cette coutume anglaise qui consiste à faire sortir les jeunes enfants bras et jambes nus, même par des froids rigoureux, dans le but de les aguerrir contre les intempéries de l'atmosphère et de fortifier leur constitution. Les praticiens d'outre-mer désapprouvent eux-mêmes cette pratique qu'ils accusent de donner lieu à des refroidissements souvent graves. Il faut toujours prendre garde que la poitrine, le ventre et les pieds des enfants ne soient exposés au froid, et, lorsque celui-ci est vif, aucune autre partie que le visage ne doit être atteinte par l'air [1].

Pendant le sommeil les langes sont conservés jusqu'à ce que l'enfant soit devenu propre; on leur fait succéder une chemise longue de toile ou de percale, recouverte ou non en hiver d'une robe de nuit en flanelle.

Ablutions. — Au temps de Buffon des nations entières, celles même qui habitaient les climats rigoureux, avaient la coutume de plonger les enfants dans l'eau froide, aussitôt qu'ils étaient nés, sans qu'il leur en arrivât aucun mal. Une pareille pratique aurait pour résultat, en France, la perte de beaucoup d'enfants qu'à bon droit on regarderait comme tués par leurs parents. L'eau à une température trop élevée produit des effets presque aussi funestes.

Le premier bain a de 28 à 30° au maximum. Les jours suivants on se contente de deux ablutions géné-

1. *Advice to a mother*, by Chavasse, London, 1868.

rales et quotidiennes faites avec de l'eau tiède, à des heures convenables, pour ne pas troubler la digestion. L'enfant est étendu sur les genoux de sa nourrice, on éponge d'abord toute la tête, on passe ensuite au buste et l'on termine par les jambes après avoir eu la précaution d'essuyer rapidement avec un linge doux chaque région du corps dès qu'elle a été lavée et de la revêtir avant de passer à d'autres parties. Celles qui sont rouges et irritées seront saupoudrées avec de l'amidon ou de la farine de riz. Pendant la belle saison on arrive par une transition graduelle à des lotions fraîches à 15°, excepté chez les enfants faibles ou impressionnables au froid. Pour ceux-ci, au lieu de faire un usage régulier des bains après le quinzième jour, comme chez les enfants bien portants, on attend la sixième semaine ; on procède à ces baignades tous les trois ou quatre jours avec une eau à 30° en hiver, à 25° en été ; leur durée est de deux minutes dans les premiers temps et ne dépasse pas cinq à dix minutes jusqu'à l'âge d'un an ; le moment de la journée le plus favorable pour la prise du bain est le matin à jeun. Lorsque l'enfant en est retiré, il est mis dans une serviette douce, sèche et un peu chaude et essuyé avec soin. Il est bien entendu que les ablutions partielles sont faites autant de fois qu'i. est nécessaire pendant le jour. Lorsque le nourrisson a souillé sa couche, il faut, dès qu'on s'en aperçoit, le changer, laver avec une éponge son siége et le saupoudrer s'il y a lieu, pour que la peau ne s'irrite pas au contact prolongé des déjections.

L'enfant en grandissant devient propre et en même temps se livre à des jeux très-turbulents, ce sont les mains et la figure qui vont réclamer plus souvent l'usage de l'eau et de la serviette. Les bains diminuent de fréquence et acquièrent plus de durée. Un enfant qui a dépassé trente mois est plongé dans l'eau une fois par semaine pendant 15 à 20 minutes.

Les Anglais attachent la plus grande importance aux bains et aux ablutions. N'a-t-on pas dit que l'Anglais passait le cinquième de sa vie dans sa cuvette ? Chez eux, dès que le baby a l'ombilic cicatrisé, il est baigné chaque jour dans de l'eau tiède. Lorsqu'il a un an, l'eau n'est plus chauffée pendant les mois d'été. La durée du bain ne dépasse pas cinq minutes et il est suivi d'une friction douce avec la main ou une flanelle.

Jusqu'à l'âge de trois ans, on respecte la chevelure qui ne doit connaître ni les ciseaux ni la brosse dure. L'éponge et l'eau suffisent, même pour enlever, si on ne l'a pas laissée s'accumuler, cette crasse adhérente, à laquelle les bonnes femmes tiennent tant et qu'elles considèrent comme le salut de l'enfance.

Exercice.— Souvent un nourrisson, âgé de quelques semaines, se plaint, crie, s'agite : on le sort et le calme renaît de suite. L'air et le soleil sont en effet indispensables au nouveau-né et on ne saurait trop les lui prodiguer. En été, il est exposé au plein air dès qu'il atteint son huitième jour; en hiver on attend que deux semaines se soient écoulées. La première sortie doit se faire par un beau temps, ensuite l'enfant est promené chaque jour à moins que la température ne soit trop basse ou trop humide; ces dernières précautions ne se prennent même plus après les deux premiers mois. L'enfant s'aguerrit peu à peu contre les intempéries de l'air, et lorsque arrive le second hiver, il n'a plus à redouter l'action du froid.

Promener un enfant ne consiste pas à parcourir avec lui les rues d'une ville et à s'arrêter chemin faisant dans des magasins ou chez des parents. On varie ainsi la nature des miasmes que respire le jeune être, mais on ne lui donne pas un air pur, ce qui est le principal but de la promenade. Cette manière d'employer les sorties a de plus l'inconvénient, lorsque l'enfant grandit, d'être peu récréative pour lui et de ne pas lui permettre les jeux favorables au développement régulier de ses forces.

Les mouvements du nouveau-né sont nuls; ce n'est pas une raison pour l'abandonner dans son berceau; de temps à autre on prendra donc le nourrisson sur les bras; ainsi promené, il fait un exercice passif il est vrai, mais qui n'en a pas moins sa très-réelle utilité. En grandissant l'enfant devient assez fort pour se tenir assis, les jambes serrées contre le corps de la personne qui le porte. Il résulte de cette position des pressions prolongées dont on évite les mauvais effets sur un organisme flexible et facile à déformer en se servant tantôt d'un bras, tantôt d'un autre. La petite voiture de promenade présente des inconvénients d'un autre ordre, les attitudes n'y sont pas toujours irréprochables, et si la température est basse l'enfant peut se refroidir sans que l'on s'en aperçoive; aussi je ne lui accorde pas la préférence, surtout dans les premiers mois.

Rentré à la maison, un bébé ne ressent pas de plus grand bonheur que d'être étendu sur un tapis où il agite ses membres en liberté. L'accroissement graduel de ses forces lui permet de se tenir assis, de saisir des objets avec la main, d'aller les chercher par un mouvement de reptation, en se tenant sur son séant, puis en se traînant à plat ventre, à quatre pattes suivant l'expression usuelle. Il ne faut pas, par un amour-propre mal entendu, vouloir hâter le moment où l'enfant sait se tenir debout et faire ses premiers pas, appuyé contre les meubles ou soutenu par les bras. Trop se hâter en pareille occurrence n'est admissible que de la part de personnes n'ayant pas une idée exacte de la conformation d'un jeune sujet et de la peine qu'il éprouve à conserver son centre de gravité. L'enfant sent quand il possède les qualités requises pour la station et la progression, il faut se fier à son instinct quel que soit son âge. Les lisières et les chariots roulants seront proscrits ; on se borne à protéger la tête avec un bourrelet afin d'éviter les chutes douloureuses qui rendent l'enfant craintif et retardent ses progrès. Dès qu'il a dépassé l'âge de trois ans, ses attitudes doivent être surveillées, c'est à cet âge que certaines déviations osseuses commencent à se produire. Les parents ne négligent jamais d'empêcher leur enfant de devenir gaucher ; que ce ne soit pas avec trop de rigueur, car il n'est pas bon que la main gauche reste faible et maladroite, tandis que l'éducation de sa sœur est l'objet de tant de soins [1].

Habitation. — La chambre d'enfant (nursery) est pourvue d'une ou de plusieurs fenêtres qui donnent largement entrée à l'air et à la lumière, on les ouvre toutes grandes au moins une fois par jour pendant l'absence de l'enfant et la ventilation devra être d'autant plus active que la pièce aura moins d'étendue. A cet âge où la respiration est active et l'absorption très-rapide, l'air impur est malsain au suprême degré, les objets susceptibles de répandre de mauvaises odeurs seront donc bannis absolument de la pièce, langes et paillassons mouillés sécheront ailleurs. La température reste maintenue entre 16 et 18°, excepté pendant les premiers jours qui suivent la naissance où on l'élèvera un peu plus. Le chauffage aura lieu au moyen d'une cheminée dont l'approche sera interdite à l'enfant par un garde-feu.

Sommeil. — Au début de la vie, le sommeil est pres-

1. Franklin. *Pétition de la main gauche,* Œuvres diverses.

que l'état permanent. On évite de l'interrompre, car il est une condition de santé pour le jeune être. Après dix-huit mois, alors que l'enfant ne dort plus que la nuit et une ou deux heures au milieu du jour, laissez-le encore se réveiller de lui-même si vous tenez à sa bonne humeur, et effectuez au contraire son coucher à une heure régulière, 7 ou 8 heures du soir, que l'enfant le désire ou non. Le berceau ordinairement en fer contient deux paillassons en toile remplis de balle d'avoine, de feuilles de fougère, de paille de maïs, de paille de riz ou de warech. Cette dernière matière est préférable, elle est longue à s'altérer, n'absorbe pas l'urine qui coule dans ses interstices et sèche rapidement. L'oreiller en coutil est garni de crin. Une taie d'oreiller, des draps, une couverture de coton ou de laine complètent la literie. Dans les premières semaines de l'existence et lorsque le temps est humide ou froid, on empêche l'enfant de se découvrir à l'aide de pages, sorte de pinces qui fixent le drap de dessus à celui de dessous et l'on se préoccupe de lui conserver une chaleur suffisante au moyen de couvertures assez épaisses et même d'un édredon. Si la température de la chambre est douce, clore trop complétement le petit lit de rideaux épais ou couvrir l'enfant au delà du nécessaire le prive de la quantité d'air pur suffisant pour sa respiration et l'expose à s'affaiblir par des sueurs inutiles. Le contenu du berceau doit être exposé chaque jour au grand air le plus longtemps possible.

Le bercement approuvé par les uns, blâmé par les autres, est une coutume tellement invétérée que ce serait peine perdue que de chercher à la combattre. Je ne lui trouve d'autre défaut que de forcer la nourrice à y avoir recours chaque fois que l'enfant s'éveille la nuit ; il en est de cela comme de l'habitude de se promener de long en large dans la chambre et de *dodeliner* le nourrisson au murmure monotone d'une berceuse. Si l'on s'arrête ou si l'on se tait avant que le sommeil soit profond, l'élève crie et impose à celle qui le porte une fatigue que rien ne nécessite. La meilleure règle de conduite consiste à laisser l'enfant dans son lit sans aucun bercement, avec l'unique précaution de ne pas toujours le pencher sur le même côté et de ne pas le laisser indéfiniment étendu; la position horizontale prolongée gêne l'action des poumons et ralentit la circulation. Si l'enfant est réveillé et qu'on n'ait pas le loisir de le prendre sur les genoux ou de le promener autour de la chambre, on l'assied et on l'entoure de quelques coussins qui le soutiennent.

La nourrice ne couchera jamais l'enfant avec elle, tout le monde sait les accidents qui en sont la conséquence, et je préviens les parents qu'une surveillance incessante peut seule empêcher que de pareils faits se passent dans leur propre demeure. L'enfant ne reposera que dans son berceau et sur les bras lorsqu'il sera à la promenade. A deux ans il ne dormira plus que dans son lit.

IV.

ÉDUCATION MORALE.

Rôle des parents dans l'éducation. — Autorité paternelle. — Étude des dispositions morales et intellectuelles de l'enfant. — Origines des défauts et des qualités, hérédité, innéité, éducation. — Culture des facultés de l'âme, instincts, habitudes, imitation, mémoire, imagination, raisonnement.

Tous les êtres ont un instinct qui les porte à élever leur progéniture : pour ceux qui n'ont qu'à vivre et à se reproduire, l'élevage ne consiste qu'à veiller à la conservation des jeunes jusqu'à ce qu'ils soient en état de se conduire eux-mêmes. A l'homme, créature raisonnable et dont la destinée est moins simple, incombent des obligations évidemment plus étendues ; il ne suffit pas qu'il entretienne ceux auxquels il a donné naissance, il doit encore façonner leur caractère, diriger leur sentiment et cultiver leur intelligence.

Rôle des parents dans l'éducation. — L'autorité que les parents ont sur les enfants n'a pas d'autre cause[1] ni d'autre but, elle n'existe que dans l'intérêt

1. Paul Janet. *La Famille*, in-18, 1864.

de l'enfant, et est plutôt un devoir qu'un droit; si elle ne peut pas ne pas être, c'est qu'elle est inséparable de la responsabilité. Tel est l'ordre de la nature, notre législation s'y conforme : Le père et la mère contractent par le mariage l'obligation d'élever leurs enfants, ce qui implique celle de leur donner une éducation et une instruction qui soient en rapport avec leur rang et leur fortune et à les mettre en état de se procurer un établissement, ces obligations toutes morales sont dépourvues de sanctions[1].

Nous avons vu que la puissance paternelle n'avait pas toujours été envisagée ainsi et que pendant des siècles on avait considéré qu'un fils était la propriété de son père et n'avait ni liberté ni droit social, tant qu'il n'était pas émancipé.

Il est des pères qui regrettent ces vieilles coutumes et par deux fois dans nos assemblées délibérantes contemporaines on a demandé l'abolition d'entraves particulières mises par les lois à l'autorité du père. Leur rejet serait, a-t-on dit, « le retour à l'ancien respect, « le père ayant une volonté absolue, ayant son prestige « aux yeux des enfants qui sentent alors qu'ils doivent « grandir par leurs propres forces à côté d'un père « qui pourra tout leur donner, mais qui ne leur doit « pas tout[2]. »

Qu'entend-on par l'ancien respect? est-ce l'absence

1. Code civil, 203, 204, 208.
2. Assemblée nationale, 23 juin 1871.

du tutoiement ou l'attitude tremblante des enfants? La physionomie craintive est-elle le signe extérieur de ce sentiment plein de tendresse et de déférence auquel les anciens donnaient le nom de piété filiale. Il n'en est rien. La littérature des siècles passés nous montre ce formalisme respectueux en apparence ne correspondant que trop souvent à un manque de respect réel[1]. Au XIVe siècle l'ingratitude des enfants en faveur desquels le père s'était démis de ses biens donnait lieu aux mêmes abus que de nos jours dans les classes agricoles.

Vous voulez que le père ait une *volonté absolue*, et comme il est toujours homme, que la paternité ne l'a pas illuminé d'une grâce particulière, si l'intérêt personnel ou un jugement faussé viennent à obscurcir les sentiments affectueux dont on le suppose animé, il sera libre de commettre les actes les plus iniques. Je ne formule pas ici une simple hypothèse. A la fin de la féodalité, dans les pays de droit écrit, sous prétexte que la piété paternelle était toujours présumée pourvoir suffisamment aux besoins des enfants, la situation des filles restait précaire, elles étaient sacrifiées à la défense du fief et exclues frauduleusement des successions. Jusque dans les derniers jours de l'ancien régime les excès de la puissance paternelle ne sont que trop fréquents. De notre temps ne voit-on pas des

1. Bernard. *Histoire de l'autorité paternelle en France*, 1864, in-8.

pères de famille, pour donner satisfaction à leurs préférences, ne pas craindre d'avoir recours à des donations déguisées au mépris des lois ? Ils sont peu nombreux sans aucun doute ; la partialité et l'égoïsme chez les pères sont plus rares que le dévouement ; combien d'entre eux s'obligent aux privations les plus dures pour fournir à l'éducation et jusqu'aux plaisirs de leurs fils, ces êtres si chers dont le bonheur leur est plus précieux que le leur propre? La fortune paternelle procure à chaque enfant, garçon ou fille, les mêmes secours pour réussir dans les luttes de la vie sociale ; et après la mort des parents leur est transmise par portions que règle un parfaite égalité. Le morcellement des héritages qui en résulte nuit peut-être à l'agriculture ; en tout cas, il est équitable et c'est à ce point de vue seulement que j'ai à l'envisager ici. La répartition égale du patrimoine est si bien entrée dans les mœurs de la plus grande partie de la nation qu'en 1825, sur 9000 successions ouvertes à Paris, 59 seulement ont fait usage de la quotité disponible en faveur de l'un des enfants [1].

De ce que les parents qui disposent mal de leurs biens sont des exceptions, ce n'est pas un motif suffisant pour supprimer les entraves de la loi. Il ne manque pas de mesures législatives fort sages qui, pour protéger quelques droits ou atteindre quelques cou-

1. Adolphe Garnier. *Académie des sciences morales et politiques*, 1861.

pables, diminuent la liberté d'un groupe ou de l'ensemble des citoyens.

La jeunesse est insoumise et dissolue, a-t-on dit. Le propos n'est pas neuf; il est de tous les temps, même de ceux où la puissance paternelle était la plus extrême, ce qui ne rendait pas l'éducation meilleure. Que les parents ont lieu de se repentir de leur négligence, et d'en déplorer les tristes effets, s'écrie Plutarque, lorsqu'ils voient leurs enfants, une fois survenus à l'âge viril, secouer le joug paternel, fouler aux pieds tous leurs devoirs et se précipiter dans les désordres les plus honteux ; les uns se livrent à des parasites, les autres entretiennent à grands frais des courtisanes, ceux-ci se ruinent dans des excès de table, ceux-là au jeu et aux spectacles[1].

La crainte d'avoir une moindre portion des biens de leurs parents, s'ils viennent à leur déplaire, pourra bien les porter à se contraindre, pour ne rien perdre de ce qu'ils en espèrent, mais en particulier ils n'en seront pas moins méchants et moins déréglés[2].

Un père n'est-il pas bien misérable qui ne tient l'affection de ses enfants que par le besoin qu'ils ont de son secours si cela se doit nommer affection; il faut se rendre respectable par sa vertu sa suffisance et aimable par sa bonté et douceur de mœurs [3].

1. Plutarque. *Œuvres morales*, trad. par Ricard, in-12, 1793.
2. Locke. *De l'Éducation des enfants*, traduit par Coste, in-12, 1721.
3. Montaigne. *Essais*, liv. II, ch. VIII.

Attribuer à la législation et non à nos mœurs les maux qui frappent notre époque et cette absence d'esprit de discipline que je déplore tout le premier est une énorme erreur. Voyez, dans les moments de troubles, surgir des bas-fonds de la société ces jeunes hommes qui sont ennemis de tout ordre et de toute supériorité jusqu'au point même où le crime et la folie ne se distinguent plus. Ils n'ont dès le plus tendre âge vu d'autres exemples autour de leur berceau que des scènes de violence ou de débauches, n'ont entendu d'autres maximes que des paroles de haine et d'envie. On s'illusionne lorsque l'on croit rencontrer le remède dans l'instruction obligatoire. L'instruction ne développe que certaines facultés de l'homme, tandis que l'éducation, dont la famille est responsable, doit les développer toutes et en régler l'emploi. Pense-t-on que dans la bourgeoisie, ces pères de famille, qui sont indécis eux-mêmes sur leurs croyances et sur les principes qui doivent les diriger, sachent inculquer avec succès des idées, je ne dirai pas religieuses, mais seulement morales à leurs enfants.

Ce n'est ni l'affaiblissement du pouvoir paternel ni son insuffisance, mais l'exercice mal fait de ce pouvoir qu'il faut attaquer. Il est indispensable que les parents soient convaincus de l'importance de la première éducation et de ses difficultés. Si ceux qui ont charge d'enfants étaient d'une nature d'élite, l'éducation morale se ferait sans peines, sans fatigues, presque sans y penser. Nos imperfections, la paresse, l'impatience se présentent sur notre chemin comme autant d'obstacles et souvent nous cherchons à inculquer à des êtres imitateurs par excellence des qualités que nous ne possédons pas nous-mêmes. Ce n'est donc pas une chose aussi simple qu'il le paraîtrait au premier abord que la direction morale du jeune enfant. Il est vrai qu'à un âge aussi tendre les impressions ne laissent pas d'ordinaire des empreintes indestructibles; pourtant n'est-il pas préférable de cultiver avec patience dès le début que d'avoir un jour à rectifier et à corriger avec d'autant plus de peine que l'on aura attendu davantage?

Pour mener à bien une culture, il est indispensable de connaître la nature du terrain que l'on veut cultiver. Un enfant de 4 à 5 ans réalise un ensemble de qualités et de défauts tant au physique qu'au moral. Quelle en est l'origine? Pourquoi le sujet est-il bon ou méchant, vigoureux ou valétudinaire. C'est ce que je vais rechercher.

De l'hérédité. — Tout être représente plus ou moins le type spécial de ses ascendants directs : le type de sa race, le type de sa famille, le type de ses parents. Si cette hérédité paraît aux yeux du monde moins rigoureuse qu'elle ne l'est en réalité, c'est qu'elle n'a pas toujours un effet immédiat, elle saute parfois une génération[1], à l'exemple de ce chien braque issu d'une

1. Lucas. *Traité physiologique et philosophique de l'hérédité naturelle*. Paris, 1850, 2 vol. in-8.

mère braque et d'un père épagneul qui accouplé avec une chienne braque donna des mâles épagneuls, de telle sorte que les petits ne ressemblaient ni à leur père ni à leur mère, mais à leur grand-père. L'héritage qui provient non du père et de la mère, mais d'ancêtres plus éloignés, porte le nom d'atavisme, et il mérite si peu d'être négligé que des éleveurs très-compétents déclarent que s'il fallait opter dans les espèces animales, entre deux reproducteurs dont l'un offrirait, avec des qualités moins parfaites, une longue suite d'ascendants célèbres par leurs mérites spéciaux, tandis que l'autre ne présenterait que sa perfection individuelle, nul doute qu'il n'y eût lieu de préférer le premier[1]. En fait, des parents sains et robustes peuvent seuls espérer légitimement d'avoir des enfants vigoureux et de rares exceptions ne permettent à personne de s'abuser sur ce point[2].

Une preuve indéniable de la puissance de l'hérédité est cette peine qu'éprouvent les Européens à s'acclimater sous certaines latitudes. Ce ne sont pas seulement les jeunes enfants nés dans la même patrie qui succombent en foule. Ceux qui ont été engendrés dans le pays même ne sont pas épargnés et les familles étrangères, au lieu de se propager par une suite de plusieurs générations, s'alanguissent et s'éteignent

1. Sanson. *Principes généraux de zootechnie.*

2. Hufeland. *L'Art de prolonger la vie ou la macrobiotique*, nouvelle édition. Paris, 1871, 2e sect., ch. I.

après un temps plus ou moins long. C'est ce qui se passe à la Martinique [1], en Islande, en Algérie où le chiffre des décès ne cesse de surpasser celui des naissances. Depuis près de cent ans qu'il y a des Mamelucks en Égypte, écrit Volney, pas un seul n'a donné une lignée subsistante, tous les enfants périssent dans le premier ou le second âge. On aurait été admis à supposer que ces climats modifiant par degrés la race et éliminant les sujets les moins aptes à le supporter, on arriverait à obtenir par sélection, c'est-à-dire par le maintien des seuls organismes de choix et par leur reproduction, un peuple capable de prospérer; il n'en est rien, l'hérédité l'emporte.

D'une évidence moins palpable que l'hérédité des qualités physiques, la transmission des dispositions morales et intellectuelles des ascendants aux descendants n'en est pas moins sûre et a été admise de toute antiquité, dans les lois de Manou comme dans les évangiles. « Un homme d'une naissance abjecte « prend le mauvais naturel de son père, ou celui de « sa mère ou de tous les deux à la fois, jamais il ne « peut cacher son origine[2]. » Le dicton populaire, bon chien chasse de race, est vrai au réel ainsi qu'au figuré et ce serait perdre son temps que de vouloir former à la chasse un jeune chien dont la race ne posséderait

1. Bertillon. Art. acclimatement, *Dictionnaire encyclopédique des sciences médicales.*

2. Manava-Dharma-Sastra. *Lois de Manou,* traduit du sanscrit.

pas la série de qualités nécessaires pour constituer un bon chasseur. On voit même des habitudes acquises par l'élevage et des modifications de l'instinct se transmettre chez les animaux par la voie génératrice. Je citerai les poulains des Cordillères; ils marchent à l'amble et au pas relevé, allure qui n'est pas naturelle mais à laquelle les parents ont été dressés.

Un garçon peut être disposé à l'indolence ou prompt à la colère parce que telle est la complexion de ceux qui l'ont engendré. Ces élèves vifs et alertes qu'on n'a pas, j'ose presque dire, à enseigner tant ils conçoivent et acquièrent avec rapidité ne descendent jamais de parents ineptes ; il n'est question ici ni des génies ni des idiots, anomalies qui échappent à la loi commune. Les preuves abondent de cette transmission des facultés mentales, les deux Julie héritèrent de la lubricité d'Octave César leur père, Charles IX et Henri III étaient bien les fils de la superstitieuse Catherine de Médicis, Henri IV avait le courage de Jeanne d'Albret et Louis XIV la fierté d'Anne d'Autriche, enfin personne n'ignore à quel degré l'aliénation mentale dans ses diverses manifestations est héréditaire dans les familles [1].

Innéité. — Chacun de nous, quoique reproduisant le type originel de ses ascendants, réalise néanmoins un type spécial caractérisé par des marques particu-

1. Lucas. Loc. cit.

lières qui le distinguent de toute autre personne de la même famille. Encore les parents ne restent-ils pas totalement étrangers à cette manière d'être personnelle à l'enfant. C'est ainsi que leur excessive jeunesse ou au contraire leur âge trop avancé au moment de la conception est défavorable à leur descendance, et que des impressions physiques et morales qui ne modifient pas toujours leur organisation devenue moins malléable, exercent une influence sur la complexion des enfants auxquels ils donneront le jour.

Les dissemblances que présentent entre eux les frères et les sœurs suffisent pour nous apprendre que l'enfant n'est pas une simple copie et qu'il a dans la création une individualité propre à laquelle on a donné le nom *d'innéité.*

Effets de l'éducation. — Tel est l'enfant le jour de sa naissance, il présente une réunion de qualités et d'imperfections, physiques et morales qui tirent leur origine de l'hérédité et de l'innéité; peut-on changer son organisation? Un habile horticulteur par un travail persévérant, obtient des variétés de fleurs d'une diversité telle qu'on les prendrait volontiers pour des espèces distinctes. La transformation n'est qu'apparente, et dès que la culture cesse la plante éprouve un retour forcé à son type primitif. C'est un excès de confiance dans les parents d'espérer tout de la bonne éducation de leurs enfants, et une grande erreur de n'en attendre rien et de la négliger, a dit Labruyère. Celui qui renferme un principe de débilité ne deviendra pas un athlète, un esprit étroit ne se transformera pas en une intelligence élevée. N'entreprenez pas une lutte de vive force contre ce qui existe, ne cherchez pas à faire œuvre de créateur, il est trop tard.

Je comprends cette ardeur que ressentent des pères à voir leur fils briller par les qualités de l'esprit ; mais si, entraînés par ce mobile honorable, ils s'aveuglent sur la véritable portée intellectuelle de leur progéniture, ils risquent de tout perdre en voulant trop obtenir. Des appréciations aussi inexactes déterminent souvent, dès l'âge le plus tendre, le choix de la carrière à venir, et si plus tard une vie de mécomptes succède à une enfance entourée d'illusions, que de regrets amers rempliront le cœur d'un père qui a conscience de sa responsabilité.

Au lieu de vouloir adapter à leurs goûts, à leurs opinions ou à leurs intérêts les enfants qu'ils ont, sans se préoccuper suffisamment des dispositions et des aptitudes, que les parents suivent une marche inverse, qu'ils acceptent l'enfant tel que la providence l'a mis entre leurs mains et qu'ils en tirent le meilleur parti en le dirigeant par la voie qu'indique sa nature. Il est certain que ces indications ne seront pas toujours claires. Si quelques nourrissons ne laissent, dès l'âge de 6 mois, subsister aucun doute sur leur état robuste ou chétif et même sur le plus ou moins de tendance qu'ils ont à un développement rapide de l'intellect, par la vivacité du regard et la promptitude des impressions, la plupart ne nous révèlent qu'imparfaitement leur organisation dès le berceau. C'est ici que la connaissance des antécédents héréditaires est précieuse, elle nous mettra, il est vrai, en présence d'ascendants, dont les types seront dissemblables sans que nous devinions peut-être quel est celui que reproduit l'enfant. S'arrêtera-on devant cette incertitude, et si une branche de la famille a présenté plusieurs exemples de poitrinaires, n'en tiendra-t-on compte dans le mode d'éducation de l'enfant que lorsque celui-ci, par les traits de son visage ou par quelque autre signe, aura trahi sa ressemblance avec ceux de ses ancêtres qui étaient atteints de phthisie ? Il n'y aurait pas de motif pour ne pas attendre les premières manifestations du mal lui-même, puisque sa transmission n'est jusque-là qu'une probabilité, ce serait une folle imprudence.

L'obscurité du problème n'est pas, d'ailleurs, ce qui arrête, en général, dans l'étude et la culture sensée d'un enfant, mais un amour-propre mal entendu. Des parents ont-ils jamais donné le jour à un enfant scrofuleux ou rachitique? Dire qu'il est délicat est déjà intolérable ! Un médecin l'a affirmé ! Ce ne peut être qu'un ignorant. Les vices de conformation ne datent pas de la naissance ; quelque nourrice négligente a commis le méfait ; une chute, une fausse position sont les origines de toutes les difformités imaginables.

L'ineptie se qualifie de timidité jusqu'à ce que l'on attribue ces effets à l'étourderie ou à la paresse. Un intime insinue-t-il que le jeune héritier ne brille pas par le raisonnement? Le père préfère entrer dans une singulière indignation plutôt que de jeter un regard modeste sur sa propre intelligence et de se demander si tenant peu de compte de la dot, au moment de prendre une compagne, il eut le soin de la choisir douée de ces qualités qu'il veut à toute force reconnaître dans sa descendance. Ce n'est pas en fermant les yeux sur les imperfections *héréditaires* ou *innées* de nos enfants que nous saurons obtenir de *l'éducation*, cette troisième origine de ce qui est fort ou faible, bon ou mauvais en eux, tous les bienfaits qu'elle est susceptible de donner.

Habitudes. — L'éducation morale du jeune enfant consiste à donner à ses actes la direction qu'ils doivent avoir et sans que l'élève puisse en comprendre le motif, jusqu'à ce que la raison étant survenue, il se rende compte des bonnes habitudes auxquelles on l'a formé. Les bonnes habitudes sont donc les bases sur lesquelles s'appuie l'éducation, c'est ainsi qu'elle commence avec nous et que notre premier précepteur est notre nourrice[1].

Les habitudes ne se prennent-elles par dès les premiers temps qui suivent la naissance? Ne savons-nous

1. J.-J. Rousseau. *Émile*, in-8. Paris, 1826, p. 128.

pas que le nouveau-né dont tous les vagissements sont considérés comme des cris de faim, s'accoutume avec rapidité à passer les jours et les nuits pendu au sein de sa nourrice; que le nourrisson bercé pendant une seule semaine ne s'endort plus qu'il ne sente les oscillations imprimées à son berceau? Les habitudes sont pour ou contre nous dans l'éducation; si on ne cherche pas à en instituer de bonnes, il faut au moins empêcher les mauvaises de s'établir. Ne pas vouloir d'habitudes est insensé : nous naissons avec des instincts qui se changent rapidement en habitudes sans lesquelles la vie serait impossible[1]; l'enfant au berceau n'a pas de mémoire, c'est grâce à l'habitude qu'il exécute les actions indispensables à son existence, c'est aussi par elle qu'il progresse. A mesure qu'un acte devient moins pénible, il n'exige plus pour être répété qu'un moindre effort et l'excédant de puissance devient disponible pour des efforts d'une autre nature. La régularité dans le régime est une des principales conditions de succès pour élever les enfants. Sans les habitudes pas d'ordre, cette précieuse qualité qui s'acquiert rarement après un certain âge et qu'il ne faut confondre ni avec la routine des esprits paresseux, ni avec la symétrie compassée des maniaques.

La facilité qu'ont les jeunes sujets à prendre des habitudes est le principal moyen d'action que nous

1. Albert Lemoine. *Mémoire sur l'habitude* (Comptes rendus de l'Académie des sciences morales, 1870).

ayons sur eux pendant les premières semaines de la vie et le seul pendant les premiers mois, mais il est très-puissant.

L'éducation du caractère, dont l'obéissance fait essentiellement partie, doit précéder, accompagner, suivre toutes les autres parce qu'elle en est le soutien et la garantie et que sans elle tout le reste est comme s'il n'était pas[1]. L'enfant que l'on n'a pas habitué à l'obéissance porte le nom d'enfant gâté; ses volontés impérieuses, ses caprices changeants et ses colères hors de propos le rendent insupportable à ceux que les circonstances mettent en contact avec lui. Il se considère comme le centre de toutes choses et exige que l'on s'occupe sans cesse de son importante personne.

Tombe-t-il malade, il est impossible de lui tâter le pouls, d'examiner sa gorge, d'ausculter sa poitrine. S'agit-il de lui administrer des médicaments, prières ou menaces échouent devant son indocilité. Le docteur a beau s'armer de patience, modifier la forme, le volume et le goût des drogues qu'il prescrit, il faut avoir recours à des mesures coërcitives. Si le petit rebelle est déjà pourvu d'une certaine vigueur musculaire, la lutte peut être violente, ce qui est pénible et n'est pas toujours prudent. En cherchant dans le cours d'une maladie à vaincre par la force une obstination déterminée, on risque de faire plus de mal que de bien et le

1. Prévost-Paradol. *Du rôle de la famille dans l'éducation*, 1857.

médecin est quelquefois réduit à une inaction déplorable.

Voilà ce que produit la faiblesse de beaucoup de mères. Vainement vous leur prouverez qu'il est impossible de supprimer les cris et les pleurs d'un enfant, que le cercle de ses fantaisies et l'énergie de sa volonté s'accroissent en raison directe de l'empressement que l'on met à les satisfaire; qu'il arrivera un moment où la limite ne saurait être dépassée; qu'enfin il supportera avec d'autant plus de peine les difficultés de la vie qu'il se sera accoutumé à voir tout plier devant ses désirs. « Car si toutes les fois qu'un enfant « veut avoir des raisins ou des dragées, nous lui en don- « nons pour l'empêcher de pleurer ou de se dépiter; « pourquoi, devenu grand, ne doit-il pas être satis- « fait, si la passion l'entraîne au vin ou aux femmes; « ces derniers objets sont aussi propres à réveiller les « désirs d'un homme fait, que les dragées et les rai- « sins étaient propres à exciter les désirs d'un enfant. « Le mal n'est pas d'avoir des désirs conformes aux « goûts attachés à ces différents âges, mais de ne pas « soumettre ces désirs à l'idée de la règle[1]. » L'enfant qui a pris l'habitude d'obéir à ses parents subordonne sans peine ses penchants à la conduite de sa raison et de sa conscience, reconnaît des obstacles dans les opinions reçues et dans les règles établies, il ne se révolte

1. Locke, p. 52.

pas plus tard contre les devoirs que la religion, la morale ou la société imposent, l'objet de l'obéissance a seul changé.

La mère ne veut pas être convaincue, elle ne songe qu'à l'instant présent, aux larmes qu'elle voit couler et qu'elle veut tarir à tout prix, elle allègue la peur des convulsions, la cruauté qu'il y a à chagriner des petits êtres qui auront assez de peines dans le reste de leur existence : elle pourrait ajouter un motif plus sincère, la crainte de voir un peu de rigueur diminuer l'affection que son enfant lui porte.

Je viens de montrer les inconvénients d'une douceur exagérée ; une sévérité excessive serait cent fois plus funeste, et l'aveugle tendresse de certaines mères cause moins de maux que l'égoïsme, l'impatience et la rudesse de nombre de pères.

Il ne s'agit pas d'anéantir la volonté de l'enfant, ce serait une tyrannie aussi injuste qu'inintelligente. Loin de chercher à mettre son obéissance à l'épreuve, occasion qui ne se présentera que trop souvent d'elle-même, on s'abstiendra de ces taquineries absurdes même sous l'apparence de corrections et dont l'unique effet est d'aigrir le caractère. Il faut qu'un enfant s'amuse, coure, frappe, crie, quand il en a envie, et quelque désagréable que son tapage soit à ses parents. Je n'entends pas, par là, qu'il transforme ceux-ci en victimes auxquelles toute occupation sérieuse est interdite, bien moins encore qu'il incommode les étrangers, mais beaucoup de pères ne comprennent pas assez que le premier de leurs soucis ne doit pas être de protéger leur précieuse quiétude contre la perturbation que peut y apporter la turbulence de leur enfant et qu'à cet âge une agitation pour ainsi dire incessante est naturelle et nécessaire.

Règle générale, les défenses n'auront lieu que dans l'intérêt de l'enfant. Voulez-vous que l'on vous obéisse toujours, faites peu intervenir votre volonté; il vaut mieux inspirer que prescrire, n'exigez rien dans les moments de mauvaise humeur; exprimez-vous en termes clairs, et une fois votre décision prise, ne la changez plus. Si l'enfant ne croit pas vos défenses définitives, il passera outre ou ne vous laissera pas de repos que vous n'ayez agi suivant ses désirs. Il mettra en œuvre les moyens qui semblent lui réussir d'ordinaire, cris, caresses, importunité prolongée, il tentera de persévérer dans sa désobéissance sous un air de plaisanterie, ou bien il évitera d'avoir l'apparence de la soumission en continuant de toucher, sans toutefois le prendre, l'objet qu'on lui refuse, moyen terme dicté par la lutte que se livrent en lui la crainte et l'obstination. Lorsque l'enfant est très-jeune on cherche à détourner son attention de ce qu'il demande, et lorsqu'il est plus avancé, on prend tel arrangement matériel qui rend sa désobéissance impossible.

Les ordres que l'on donne à un enfant ne doivent, autant que possible, être accompagnés ni d'une menace de punition ni d'une promesse de récompense. La coutume qui règne de promettre des bonbons à un bébé pour qu'il accède à vos demandes, qu'il s'agisse d'embrasser une personne, de se laisser habiller ou de consentir à tout autre acte aussi simple, n'est pas des meilleures; elle l'initie à la gourmandise puisqu'on lui fait des sucreries, dont l'usage immodéré est d'ailleurs nuisible aux dents, un objectif des plus désirables, et le rend intéressé puisqu'on lui paye sa soumission.

Parmi les habitudes morales qu'il faut inculquer de bonne heure aux enfants, il est indispensable de mettre la honte de la nudité. Elle est une garantie contre les mauvaises habitudes qui germent parfois dès le premier âge, deviennent indéracinables et sont si à redouter. On se gardera, toutefois, d'exagérations qui dépassent le but. J'ai vu une petite fille de quatre ans si maladroitement influencée en ce sens que malade, elle ne se laissait pas regarder les épaules par un médecin sans une résistance fort vive et était scandalisée au plus haut point d'une aussi indiscrète investigation; ses parents avaient cru qu'il ne pouvait y avoir d'excès en fait de pudeur.

Imitation. — L'imitation fait partie nécessaire de la nature de l'homme et des animaux, elle succède, ainsi que les habitudes, aux instincts dans la surveillance des besoins matériels de la vie et devient en même temps l'un des grands moyens d'éducation.

C'est grâce à cette faculté, considérée par certains auteurs comme une forme particulière de l'habitude, qu'il s'établit dans les familles une ressemblance plus ou moins frappante de gestes, de démarche et d'expression.

Regardez un enfant avec un visage gai, aussitôt ses traits s'épanouissent; en présence d'une personne endormie, il s'endort; celui qui assiste à une cérémonie religieuse et voit sur les visages l'image du recueillement, devient sérieux[1]. Tout ce qui se fait autour de lui le tente et il l'imite sans se préoccuper des causes ni des résultats. Le désir d'avoir un but se montrera lorsque la jouissance attachée à la simple action sera devenue insuffisante.

Cet esprit d'imitation donne aux parents une influence très-grande dont ils usent fort mal. Ils dressent l'enfant à une foule de singeries qu'ils seront obligés de leur désapprendre plus tard. L'enfant est trop considéré comme une distraction et un jouet. On saisit avec joie ses prononciations irrégulières, et au lieu de l'instruire on l'entretient dans ses erreurs. Où est la mère qui, après avoir paré de quelques rubans la chevelure de sa petite fille, ne l'a pas conduite devant une glace et s'est abstenue de cette leçon de coquetterie?

Imagination. — L'imitation est pour l'enfant une

1. Mme Necker de Saussure. *L'éducation progressive*, 3 vol. in-8, 1841.

source féconde de plaisirs, surtout lorsqu'elle est alliée à une autre faculté prépondérante, l'imagination. A deux ans et demi, un enfant va chercher un chat imaginaire derrière un rideau ; il fait dans de petits plats, qui ne contiennent rien, une cuisine supposée ; il donne à boire à son polichinelle, etc. Les histoires simples, dans lesquelles sont rappelées les actions et les paroles qui lui sont le plus familières, plaisent bientôt à son esprit. La poupée n'a pas été sage, on lui a donné le fouet, elle a demandé pardon, sa maman l'a embrassée ; on accompagne le récit d'un peu de pantomime et vous avez un élève aussi attentif qu'heureux.

Le bonheur que le jeune âge trouve dans l'exercice de son imagination ne doit pas nous surprendre. Ne cherchons-nous pas nous-mêmes une partie de nos plaisirs dans l'usage de cette faculté ? Ne nous attendrissons-nous pas à la lecture d'un roman ? ne sommes-nous pas émus à l'audition d'une pièce de théâtre ? Et si l'enfant ne se tient pas de joie d'avoir couru plus vite que son père, tout en se doutant que celui-ci l'a fait exprès, nous écoutons, de notre côté, avec complaisance des compliments qui ne sont dictés évidemment que par la simple politesse ; toujours de même du petit au grand.

Les parents, dans le but d'inculquer avec plus de force à leur enfant les opinions qui leur sont particulièrement chères, que ce soit au point de vue religieux, social ou professionnel, ou qu'elles se rapportent à un ordre de choses plus à la portée de l'enfance, forcent la note, et puis sont surpris de trouver des idées exagérées, chez l'enfant devenu grand. Son imagination a grossi l'impression qu'on avait tenu à produire sur lui, rien de plus naturel.

Cette vivacité de l'imagination enfantine impose des ménagements, surtout chez ceux qui ont eu des convulsions ou dont les ascendants ont présenté des exemples de maladies soit mentales, soit nerveuses; elle donne rapidement aux choses des proportions démesurées, peuple les ténèbres de fantômes, crée les cauchemars et fait naître la peur, sentiment fâcheux par les angoisses dont il est cause dans le jeune âge et par sa regrettable persistance chez beaucoup d'adultes. Une apparition insolite et inattendue, un bruit étrange et brusque sont capables d'occasionner des frayeurs dangereuses. Au lieu de plonger à plaisir un enfant dans l'obscurité qu'il redoute ou de lui imposer la sagesse par la terreur du loup-garou ou de croquemitaine, il sera aguerri avec précaution. On éloignera de ses oreilles des menaces inintelligentes, et le fantastique, excellent comme distraction, ne dépassera pas une certaine mesure. Celle des contes de Perrault[1] est la bonne, l'enfant intrigué dit à sa mère : N'est-ce pas que ce n'est pas vrai? mais conte-le-moi toujours ; il se vante le petit esprit fort, il n'est pas bien sûr que ce ne

1. Sainte-Beuve. *Nouveaux lundis.*

soit pas vrai, son imagination et sa raison se combattent.

Nous n'attachons pas assez d'importance à nos relations avec la première enfance ; la jalousie est un sentiment ordinaire à cet âge et on ne s'efforce pas assez de lui en épargner les tourments. J'ai vu, dit saint Augustin[1], un enfant jaloux ; il ne savait pas encore prononcer une parole et regardait déjà avec un visage pâle et des yeux irrités un enfant qui tétait la même nourrice que lui. Cet ordre de souffrances n'est pas toujours dénué de fondement. C'est dès les premiers mois de la vie que les préférences souvent inconscientes des parents se dévoilent par l'inégalité dans l'indulgence ou dans les caresses.

Dans le but de mettre un terme à des demandes ou à des plaintes importunes, pour obtenir la tranquillité, nous promettons l'impossible sans songer que les mécomptes sont pour les jeunes enfants une source de larmes amères : s'ils nous interrogent, nos réponses sont faites au hasard et nous laissons pénétrer une foule de notions fausses et de jugements erronés dans de jeunes esprits qui ne s'en débarrasseront qu'avec peine. Le mensonge est un des défauts que nous redoutons le plus et à juste titre chez les enfants, pourtant nous en usons vis-à-vis d'eux sans scrupules et à tout propos. Nous ne nous doutons pas que nous don-

1. Saint Augustin. *Confessions*, liv. I, ch. VIII.

nons ainsi un pernicieux exemple à des êtres qui ne demandent qu'à aimer, croire et admirer ceux qui les entourent et que nous nous exposons à perdre par notre faute leur sympathie et leur confiance.

Raisonnement. — Dès que les enfants sont en état de converser, leur culture intellectuelle commence. Grâce à leur imagination active, ils ont, à cette période de la vie, une grande curiosité pour tout ce qui est nouveau et ils commencent à acquérir avec une facilité merveilleuse une multitude de connaissances.

Les parents qui attachent à l'éducation du premier âge l'importance qu'elle mérite, profitent de ces heureuses dispositions pour familiariser leurs enfants avec une langue étrangère, en plaçant près d'eux une personne chargée de ne leur parler que dans cette langue. Ils les habituent à réfléchir et à raisonner, leur racontent des histoires agréables en même temps que morales et instructives, dont l'attrait est augmenté par l'usage de gravures judicieusement choisies; loin de se fatiguer de leurs questions incessantes et de refouler en eux la tendance naturelle qu'ils ont à se développer et à apprendre, ils leur en adressent qui soient à leur portée. Par des explications claires et patientes on accoutume les enfants à être attentifs; par des interrogations, on les exerce à rendre leur pensée. Ils éprouvent un grand plaisir à se servir d'objets semblables à ceux qu'ils voient entre nos mains ; on les leur abandonne, quand rien ne s'y oppose, lorsque ce sont par exemple des crayons et du papier, une aiguille émoussée et du fil ou des instruments aratoires, à la condition pour eux de nous imiter. Cela rend leur main plus habile et donne de la rectitude à leur coup d'œil; on leur trace des dessins et on leur fait reconnaître ce que l'on a voulu représenter, on les rend ainsi observateurs. Ce n'est qu'après avoir préparé de la sorte l'enfant à recevoir les prolégomènes de l'instruction, que l'on commence, entre la quatrième et la cinquième année, à lui apprendre une prière conçue en termes simples, des chants, les lettres de l'alphabet, la numération. On s'efforce d'établir une certaine pondération entre les différentes parties de l'entendement, et si l'enfant, doué d'une heureuse mémoire, possède une compréhension pénible, on se gardera de faire progresser la faculté dominante : il ne faut pas surtout chercher à ce qu'il brille par un précoce savoir ; n'oublions pas que le but principal de ces travaux est toujours de former l'élève à de bonnes habitudes, de développer ses facultés, de donner de la justesse à ses sensations et que l'acquisition de connaissances reste encore au second plan.

Le jeune enfant est distrait et étourdi, rien ne lui est plus antipathique que la contention d'esprit et l'immobilité prolongée, on ne doit donc pas se hâter de croire à de la mauvaise volonté, s'il oublie rapidement les recommandations qui lui sont faites et le punir s'il ne prête pas une attention très-soutenue aux leçons qu'on lui donne. Craignons qu'il ne conçoive de l'aversion contre l'étude pour laquelle il ne peut pas déjà avoir du penchant.

« Quel est l'homme qui ne se dégoûterait de « quelque innocent plaisir qui lui serait indifférent en « lui-même, si l'on prétendait le lui faire aimer en le « chargeant d'injures, chaque fois qu'il n'aurait aucune « envie d'en goûter [1]. » Ce n'est même pas toujours une légèreté excessive qui empêche les élèves de progresser au gré des parents, et il en est dont l'intelligence pesante ne se développe qu'avec une lenteur désolante; ces pauvres enfants ne sont pas plus coupables de cette infériorité mentale qu'ils ne l'auraient été d'un vice de conformation physique et le strict devoir des pères et des mères, quel que soit leur secret chagrin, est de n'en rien manifester à l'enfant et de continuer avec patience et résignation leur difficile rôle d'éducateurs.

Récompenses et punitions. — Il est aisé de montrer à l'enfant un résultat agréable de sa sagesse, non dans l'avenir, ce qui le touche peu, mais dans le présent, au lieu de prétendre l'assujettir par une autorité froide et sèche. Une visite, une promenade qu'on a l'intention de faire se transforment en récompenses. On n'est pas trop difficile à contenter, ce qui les encourage. L'opinion a une grande influence sur

1. Locke.

les jeunes enfants et les compliments les rendent très-heureux. S'ils ont de petits camarades, l'émulation, la plus commode des méthodes, est mise en jeu.

On n'aura recours aux punitions que si les autres moyens n'ont pas réussi et principalement lorsque l'on a affaire à une opiniâtreté évidente et prolongée. L'éducation est une maîtresse douce et insinuante, ennemie de la violence et de la contrainte et qui n'aime à agir que par voie de persuasion [1]. Il dépend de nous de transformer en pénitences mille choses qui n'ont aucune signification et qui ne deviennent châtiments que par l'idée que l'on y attache. J'ai vu dans une crèche punir de très-petites filles, en les obligeant à rester la figure couverte d'un tablier pendant quelques instants qui paraissaient sans doute fort longs à la petite coupable ; l'effet était excellent.

Il faut se contenter de cette pénitence, l'enfant pourrait considérer la demande de pardon comme une humiliation nouvelle qui serait peut-être difficilement obtenue et peu sincèrement prononcée. La demande de pardon exigée comme peine et pour en éviter une plus forte est juste ; quand elle arrive à la suite d'une autre punition, elle l'aggrave et devient l'occasion de nouveaux délits si un refus lui est opposé. Quelques pères n'admettent pas que s'humilier devant eux soit un abaissement

1. Rollin. *Traité des études*, 2 vol. in-4, 1740, p. 522.

qui doive mortifier, ils se posent volontiers en représentants de Dieu sur la terre. Ces maximes sont des vestiges regrettables de l'ancienne puissance paternelle et ne tendent qu'à étouffer, chez des petits êtres que leur faiblesse laisse à notre merci, les germes de dignité qu'ils ont en eux.

Il est des enfants, je dois le dire, qui, dès que la mauvaise humeur s'empare de leur personne, restent intolérables pendant un temps indéfini, et mettent à une rude épreuve les patiences les plus rares : on ne sait comment agir sur eux.

Henri IV avait une confiance particulière dans les corrections manuelles : il existe de lui une lettre à Mme de Monglat, gouvernante de Louis XIII, où il recommande l'usage de la verge, ajoutant qu'à pareil âge, il a été lui-même fort fouetté et qu'il n'y a rien au monde qui fasse plus de profit que cela. Le conseil fut suivi et on lit dans le journal d'Héroard[1] sur l'enfance de Louis XIII, le 4 mars fouetté, — le 5 mars fouetté, — le 19 mars fouetté, — le 8 avril fouetté, — le 19 avril fouetté longtemps, — le 27 fouetté, — le 29 fouetté très-bien, etc., etc. Le Dauphin avait alors dix-huit mois.

Nous sommes loin de la maîtresse douce et insinuante, ennemie de la violence et de la contrainte, dont parle Rollin, et la première éducation de Louis XIII

1. *Journal de J. Héroard sur l'enfance de Louis XIII*, publié par Soulié et de Barthélemy, in-8. Paris, 1868.

n'est pas un modèle à imiter. Déjà au XVIe siècle les écrivains s'élevaient contre la coutume presque universelle de fouetter les enfants, coutume qui continue à être en faveur en Angleterre. Dans les écoles anglaises [1] correspondantes à nos lycées, le fouet est en principe pour tous, même pour les plus grands, mais il n'y a guère que les petits et les moyens qui le reçoivent; il suffit que le nom de l'élève soit inscrit trois fois sur le registre des punitions, pour qu'on lui fasse mettre bas son pantalon; ils n'attachent pas de honte à ce châtiment auquel en France trop de personnes ont encore recours vis-à-vis du premier âge.

A qui doit être confiée la direction d'un petit enfant? A une femme; seule, elle possède cette délicatesse de toucher et cette minutie de soins nécessaires à un être aussi frêle, cette patience attentive et cette douceur insinuante indispensables pour supporter des cris importuns, des pleurs que rien n'explique, sans y répondre par des impatiences et des éclats de colère. Qui possède au plus haut degré tous ces dons, si ce n'est la mère? Son autorité est seule légitime; devant celle-ci doivent s'incliner les grand'mères qui pourraient invoquer une expérience que leur âge rend plausible. Il ne faut à la mère que quelques bons conseils et une volonté assez énergique

1. Taine. *Notes sur l'Angleterre*, 1871.

pour faire dominer son cœur par sa raison. C'est ici que le rôle du père est utile, il vient par sa fermeté au secours de cette tendresse maternelle en alarmes lorsqu'il s'agit de réprimander son bébé chéri.

V.

ÉDUCATION PUBLIQUE.

Institutions qui concernent le premier âge. — Industrie nourricière. — Société protectrice de l'enfance. — Enfants trouvés. — Société de charité maternelle. — Crèches. — Salles d'asile.

Les nourrices sont des femmes qui se chargent d'allaiter un enfant moyennant salaire : elles exercent un état qui intéresse au plus haut point la société, car elles ont entre leurs mains la vie d'un nombre considérable de nouveau-nés. La première ordonnance qui régla cette industrie en France est due au roi Jean II. En 1350 il existait dans la ville de Paris un bureau de placement pour les nourrices, confié à des *recommanderesses*. Des *meneurs* recrutaient les nourrices, et lorsqu'ils les avaient réunies en nombre suffisant, ils les transportaient à Paris, au bureau des recommanderesses, d'où ils les reconduisaient dans leurs villages lorsqu'elles avaient été pourvues de nourrissons. Recommanderesses, meneurs et nourrices étaient soumis à un règlement avec sanction pénale ; ainsi la nourrice qui, malgré la défense faite, s'était chargée de plus d'un enfant dans le courant de l'année, payait une amende de 10 sols ; pour la recommanderesse la peine était le pilori.

Ces pénalités n'arrêtèrent pas les abus et l'on voit sous différents règnes se succéder lettres patentes, édits royaux, et ordonnances de police dans le but de réglementer l'industrie nourricière. — Maintes fois il arrivait que les nourrices étaient frustrées de leurs gages. Par arrêt du parlement du 19 juillet 1737, il est ordonné que les condamnations par corps, prononcées contre les pères et mères pour le payement des mois de nourriture de leurs enfants, peuvent être exécutées par la prise de corps. — Les nourrices avaient l'habitude de coucher leurs nourrissons avec elles, d'où il était advenu de graves accidents; une sentence exigea qu'elles eussent un berceau sous peine de 100 livres d'amende, etc. Les meneurs devaient signaler au procureur du roi les contraventions sous peine d'ètre destitués. — Bien des femmes continuaient, étant enceintes, de nourrir. Une sentence de police en date du 17 janvier 1757 prononça contre elles la peine du fouet et contre les maris une amende de 50 livres.

Par la déclaration de Compiègne sous Louis XV, il n'est pas permis à une femme de prendre un nourrisson à moins que son dernier enfant ne soit mort ou âgé de 7 mois ou allaité par une autre femme. — La nourrice qui a rendu son nourrisson n'en obtient un autre que sur le consentement par écrit des parents du premier qui déclarent n'avoir aucun sujet de plainte à porter contre elle. Un médecin de la faculté visite les enfants ramenés en mauvais état et fait son rapport qui est remis au bureau de la direction. On y entend les parents, et le magistrat décide si la nourrice doit être payée de ses salaires, privée d'une partie, de la totalité ou même punie avec plus de rigueur.

Pour se convaincre de la difficulté qu'il y a d'obtenir une bonne organisation de l'industrie nourricière, il suffit d'énumérer les nombreux arrêtés qui ont eu pour objet le seul payement par les pères et mères des gages dus par eux. Quelques années après l'arrêt du 19 juin 1737, l'État s'était chargé du recouvrement des frais de poursuite contre les parents qui ne payeraient pas les nourrices; ce système présenta de graves inconvénients auxquels le lieutenant général de police, M. de Sartines, résolut de mettre un terme. Aux 4 bureaux qui existaient depuis Louis XIV est substitué un bureau unique. La direction générale du bureau a la charge de faire aux nourrices les avances de leurs mois, sauf le recours contre les pères et mères des enfants. Le directeur tient une correspondance continuelle avec les curés des paroisses, les juges des lieux de leurs résidences et les commandants de la maréchaussée.

Chaque année on emprisonnait 5 à 600 parents qui se trouvaient dans l'impuissance de solder les mois dont ils étaient redevables; il se fonda à Paris une société de bienfaisance pour délivrer un grand nombre de ces malheureux avec l'argent qu'elle parvenait à recueillir.

En 1792 la contrainte par corps pour défaut de payement des mois de nourrice est supprimée; en 1805 le gouvernement impérial assimile cette perception à celle des impôts. En 1821, il est décidé que le directeur acquittera, à défaut des parents, les gages des nourrices jusqu'à concurrence de 10 francs par mois. On supprime les meneurs, ils fondent des établissements particuliers qui n'étant soumis à aucune surveillance deviennent la source d'abus criants.

Le 20 juin 1842 ordonnance de police dont voici les principaux articles.

Toute femme qui veut se procurer un nourrisson présente à la préfecture de police deux certificats; l'un, délivré par le maire de sa commune, indique les noms, âge, domicile et profession de la nourrice, il déclare qu'elle a des moyens d'existence suffisants. L'autre signé d'un docteur en médecine atteste qu'elle réunit sous le rapport sanitaire toutes les conditions désirables pour élever un enfant au sein.

Aucune nourrice ne peut se charger d'allaiter plus d'un enfant à la fois.

Avant son départ pour le lieu de sa résidence, toute nourrice à laquelle un enfant a été confié se munit de l'acte de naissance de cet enfant et le présente dans les huit jours au maire du lieu de son domicile.

Les personnes qui s'entremettent pour le louage des nourrices en font la déclaration à la préfecture de police; il est défendu à toute autre personne d'intervenir dans le placement des nourrices.

Les directeurs de bureaux de nourrices ou logeurs de nourrices sont tenus d'avoir un registre sur lequel ils inscrivent les noms, âge, domicile de la nourrice, l'âge de son dernier enfant, le jour de l'arrivée et du départ de la nourrice. Ce registre contiendra aussi le nom et l'âge de l'enfant confié à la nourrice ainsi que les noms et la demeure des parents de l'enfant.

Les meneurs doivent fournir tous les mois à la préfecture, sur chaque enfant, des renseignements qui sont contrôlés par les demandes que le chef du bureau des nourrices à la préfecture, adresse aux maires des pays où se trouvent les nourrissons.

Telle est l'ordonnance à laquelle sont soumis de nos jours les bureaux particuliers et dont le but est de sauvegarder la santé et l'existence des nourrissons. Les garanties présentées par le bureau municipal de Paris sont plus complets.

Ce bureau place les nourrissons qui lui sont confiés dans cinq départements. Ces départements sont divisés en six circonscriptions, à la tête de chacune desquelles est placé un sous-inspecteur qni pourvoit au recrutement des nourrices avec le concours des médecins, les dirige sur Paris, surveille enfants et nourrices et paye les salaires.

Les médecins au nombre de 55 doivent exercer une surveillance active sur tous les enfants placés dans leur circonscription et leur donner ainsi qu'aux nourrices, en cas de maladie, tous les soins que leur état réclame. Ils sont chargés de la levée des nourrices dont les limites extrêmes d'âge sont 20 et 40 ans : leur lait ne doit pas avoir plus de 20 mois.

Le bureau municipal ne demande rien aux nourrices pour la location qu'il leur procure, il garantit et paye effectivement à ses nourrices, à défaut de payement par les parents, un salaire mensuel de 12 francs pendant 10 mois. La ville de Paris alloue chaque année à la direction une subvention qui atteint le chiffre de 300,000 francs et qui est destinée à combler le déficit provenant des mois de nourrices non payés par les familles et à solder la nourriture des enfants assistés. La réglementation de l'industrie nourricière après tant de vicissitudes est loin d'être parvenue au but désiré.

Le recrutement des nourrices et leur surveillance restent entre les mains de meneurs et de meneuses incompétents, et dont la moralité n'est pas toujours parfaite. Le certificat médical émane d'un médecin qui est dans la dépendance du bureau de placement. Enfin les certificats des maires se font remarquer par des erreurs et des omissions dont l'ignorance ou le hasard ne sont pas toujours la cause.

Le bureau municipal, dont l'organisation présente

des avantages, voit sa clientèle diminuer de jour en jour et ses placements de 10,000 sont tombés à 2,000 par an. Les nourrices de la campagne n'aiment pas le contrôle, elles se rendent de préférence dans les petits bureaux dont la surveillance ne les gêne guère ; les sages-femmes de leur côté s'adressent pour le placement des nourrissons à ces mêmes bureaux qui leur allouent une gratification. Enfin le règlement de 1842 si insuffisant n'est même pas toujours exécuté.

Le Dr Bertillon avait déjà attiré l'attention des économistes et des savants sur l'énorme mortalité qui frappe les nourrissons; lorsqu'en 1866 un médecin de la Nièvre [1] publia un travail destiné à faire connaître au public et à l'administration supérieure l'influence fâcheuse de l'émigration des nourrices pour Paris, surtout au point de vue de la mortalité des nourrissons. L'auteur signalait les nombreux abus et méfaits que commettent les nourrices au préjudice des enfants qui leur sont confiés. Dans le même temps un travail signé d'un ancien médecin [2] inspecteur des enfants mis en nourrice, dans l'arrondissement de Nogent-le-Rotrou, par l'administration de l'assistance publique de Paris, vint révéler les faits les plus graves sur la mortalité des nourrissons parisiens envoyés dans les communes rurales.

1. Monot (de Montsauche). *De l'industrie des nourrices et de la mortalité des nouveau-nés*, in-8, 1867.

2. Brochard. *De la mortalité des nourrissons en France*, in-8, 1866.

L'opinion s'émut et le ministre de l'instruction publique saisit l'Académie de médecine de l'étude de la mortalité infantile. De la discussion très-remarquable et très-approfondie à laquelle se livra cette Académie en 1869, on doit conclure que les décès si nombreux des nouveau-nés peuvent être rapportés aux causes suivantes :

La misère et la débauche qui engendrent trop fréquemment la faiblesse native des enfants, le grand nombre de naissances illégitimes.

L'abandon de l'allaitement maternel et l'alimentation prématurée.

L'ignorance des règles les plus élémentaires de l'éducation physique du premier âge.

L'absence des soins hygiéniques et médicaux nécessaires.

Le défaut de surveillance régulière, l'incurie et l'indifférence coupables des parents.

Telles sont les sources du mal, voici les moyens de le prévenir ou de le combattre[1].

Faire appel à tous les moyens capables de diminuer le nombre des naissances illégitimes.

Répandre partout les principes de l'hygiène de la première enfance.

Favoriser autant que possible l'allaitement maternel en multipliant les secours temporaires accordés aux mères nécessiteuses capables d'allaiter leurs enfants.

1. Rapport du Dr Hipp. Blot. *Bulletin de l'Académie de médecine*, 1870.

L'État qui engage par ses subventions les sociétés de secours mutuels à placer à la caisse des retraites pour la vieillesse, pourrait encourager de la même manière l'allaitement maternel dans les établissements de bienfaisance et les sociétés de secours qui jusqu'à présent ont fait peu de sacrifices en faveur des mères nourrices et du premier âge.

Généraliser dans la France entière la constatation des naissances à domicile et la vaccination dès les premières semaines de la vie.

Réglementer à nouveau l'industrie nourricière. Les règlements excessifs et les mesures rigides ont été aux siècles passés mis en vigueur sans bons effets. Il est évident que si l'on crée pour ce métier des formalités gênantes et des pénalités spéciales ; ou ces pénalités ne seront pas appliquées et tomberont en désuétudé, ou bien le recrutement des bonnes nourrices deviendra difficile, et ce qui est plus grave, il y aura un très-grand nombre de placements par l'intermédiaire caché des sages-femmes et de meneurs sans aveu. De la sorte l'on aura favorisé, sans le vouloir, l'établissement d'une industrie interlope qui déjouera toute surveillance. La réglementation a des bornes qu'il lui est interdit de dépasser, et établir sur les femmes qui se dispensent de l'allaitement [1] un impôt progressif dont le produit serait destiné à subventionner les mères pauvres qui

1. Dr Bouchardat. *Bulletin de l'Académie de médecine*, 1869.

nourrissent leurs enfants est en réalité une peine inique et une atteinte à la liberté de la famille. Il est aussi inadmissible, dans l'état de la législation [1], d'accorder au maire le droit de faire afficher partout où il le jugerait convenable les noms, professions et adresses des parents qui ne remplissent pas leurs engagements envers les nourrices. D'un autre côté le laisser faire aurait des conséquences déplorables.

Le point capital est de rendre plus efficace et plus sérieuse la surveillance administrative et médicale des enfants mis en nourrice à la campagne et de tenir la main ferme à l'exécution du règlement adopté.

Société protectrice de l'enfance. — Tandis que des travaux scientifiques mettaient la question de l'industrie nourricière à l'ordre du jour, le Dr Al. Mayer, avec le concours de personnes dévouées, fondait à Paris une Société protectrice de l'enfance. Cette œuvre philanthropique a pour objet de remettre en honneur l'allaitement maternel et de protéger les enfants, particulièrement lorsqu'ils sont abandonnés à des nourrices qui les emportent loin de leur famille.

Cette Société poursuit son but en distribuant chaque année des récompenses aux bonnes nourrices et en provoquant par des prix l'étude de toutes les questions relatives à l'enfance. Elle tient ouvert un bureau gratuit de renseignements où elle communique aux pa-

1. Dr Devilliers. *Bulletin de l'Académie de médecine*, 1869.

rents les bulletins mensuels de ses médecins inspecteurs sur les nourrissons confiés à leur surveillance. L'inspection médicale qu'elle a instituée s'exerce sur près de 1000 enfants répartis dans 30 départements où elle compte plus de 300 médecins inspecteurs à titre gratuit.

Cette surveillance que la Société protectrice offre aux familles qui peuvent rarement l'exercer elles-mêmes, a pour résultat le plus net la conservation de la vie du nourrisson. En effet il est reconnu que là où les nourrices et les soins à donner aux enfants sont soumis à une surveillance administrative, la mortalité, malgré les causes les plus délétères, s'abaisse de 10 à 15 pour 100.

Malheureusement la Société protectrice s'est heurtée contre de nombreux obstacles; les petits bureaux n'ont pas voulu lui communiquer la liste de leurs nourrissons qu'elle proposait de surveiller. On le comprend sans peine, puisque ces bureaux particuliers sont des entreprises purement commerciales. Ils ne connaissent qu'un mobile, l'intérêt, et l'ingérence de la Société ne leur apporterait aucun profit. De leur côté les nourrices ont en antipathie toute surveillance; et ce qui était inattendu, beaucoup de familles font échouer par leur inertie, quand elles ne les repoussent même pas ouvertement, les mesures prises pour protéger leurs enfants[1].

1. Al. Mayer. *Bulletin de la Société protectrice de l'enfance.*

Pendant trois ans cette Société a fait surveiller les enfants placés par un bureau de nourrices. Chaque fois qu'elle recevait de mauvaises nouvelles d'un nourrisson par un des médecins inspecteurs, elle prévenait, au moyen d'une circulaire affranchie, la famille intéressée qu'elle avait des renseignements importants à lui communiquer. Eh bien, veut-on savoir combien de parents répondaient à l'appel ? tout au plus 10 sur 100.

L'indifférence de certains parents est telle qu'ils ne visitent jamais leur enfant et oublient de payer les mois de nourrice. Les presse-t-on de tenir leurs engagements ou de venir chercher leur enfant, ils en demandent l'expédition par le chemin de fer, sans se préoccuper davantage des dettes qu'ils ont contractées vis-à-vis des nourriciers.

Ailleurs, la plus hideuse des ententes s'établit d'une manière tacite entre les parents et la nourrice : ceux-ci payeront un prix aussi peu élevé que possible ; celle-là donnera aussi peu de soins qu'elle pourra et la victime de cette abominable spéculation sera le pauvre enfant. Il ne meurt pas tout de suite, il meurt d'une lente agonie ; on le fait périr d'inanition en le nourrissant mal ou en le nourrissant d'une manière insuffisante. Il [1] est des enfants qui sont voués chaque

1. Tardieu. *Étude médico-légale sur les sévices et mauvais traitements exercés sur les enfants.* (*Annales d'hygiène et de médecine légale,* 2e série, t. XIII.)

jour et presque à chaque heure aux plus cruels sévices, soumis au froid, à la privation de sommeil, aux terreurs, et leur vie à peine commencée n'est déjà qu'un long martyre : ces actes accomplis par des nourrices et par des mères dénaturées échappent à l'action de la Société protectrice de l'enfance. C'est donc à juste titre que l'Académie de médecine a compté au nombre des causes de la forte mortalité infantile les procédés et les actes plus ou moins criminels qui constituent toutes les variétés masquées de l'infanticide. Cette savante compagnie a proposé de poursuivre les faits d'incurie notoire, de les assimiler à l'homicide par imprudence s'ils sont suivis de mort, et de considérer comme coupables d'homicide volontaire les femmes qui, s'associant à des intentions criminelles, font périr lentement les nourrissons qui leur sont confiés.

Enfants trouvés. — Fondées sous l'impulsion généreuse de la religion du Christ, les institutions d'assistance grandirent d'abord à l'ombre de l'église. Dès le IVe siècle, le concile de Nicée prescrivit d'élever des hospices pour les enfants trouvés. L'empereur Justinien encouragea ces fondations et les mit sous la protection des évêques et des préfets ; jusque-là les enfants exposés avaient été recueillis par des personnes voulant tirer profit de leur esclavage, et il était à craindre que la loi par laquelle était déclaré libre tout enfant trouvé ne fût une cause d'abandon et de mort presque certaine pour beaucoup d'entre eux.

Au XIe siècle parut à Montpellier l'ordre du Saint-Esprit, destiné à prendre soin des enfants abandonnés. En 1362 l'évêque Jean de Meulan établit à Paris une confrérie semblable et fit construire sur la place de Grève l'hôpital du Saint-Esprit pour les enfants délaissés légitimes ; les bâtards abandonnés étaient portés à une petite maison près Notre-Dame appelée la *couche*.

En 1532 tous les enfants trouvés furent réunis dans une même maison, on les appelait les enfants bleus, d'après la couleur de leur vêtement, de même qu'on donnait le nom d'enfants rouges à ceux qui étaient recueillis dans un hôpital fondé par Marguerite de Valois, reine de Navarre, en faveur des orphelins légitimes de pères et mères morts à l'Hôtel-Dieu.

Le nombre des enfants délaissés allait sans cesse croissant. Dans les premiers temps ils appartenaient à ceux qui les avaient recueillis ; lorsque le servage eut été aboli en France, ils devinrent purement onéreux aux paroisses, aux hôpitaux, aux seigneurs des lieux dans lesquels on les avait exposés.

Pendant plusieurs siècles, le concours de la charité adoucit cette charge. A la porte de la cathédrale de Paris, on voyait un grabat sur lequel des religieuses exposaient aux heures des offices quelques-uns de ces orphelins inconnus, disant d'une voix douce : Faites bien à ces enfants trouvés ; mais la charité se refroidit, devint insuffisante et il fut décidé que les seigneurs haut justiciers seraient tenus de nourrir les enfants exposés dans leurs juridictions. Les seigneurs voulurent alléger la charge qui leur incombait en faisant rechercher avec soin les mères coupables d'abandon; celles-ci n'évitèrent les poursuites qu'en emportant ou en faisant emporter leur enfant dans les grandes villes dont les établissements s'encombrèrent.

On constata que le tiers des enfants reçus venait de province[1]; il fut défendu sous des peines sévères d'apporter à Paris des enfants inconnus, ces menaces n'eurent pas des suites heureuses. Les femmes malintentionnées, qui n'avaient pas réussi à arrêter le cours de leur grossesse, introduisaient clandestinement leurs enfants dans la ville, les neuf dixièmes de ces faibles créatures transportées dans de déplorables conditions périssaient en route ; les quelques survivants accumulés dans la maison de la couche, devenue un véritable foyer d'infection, y mouraient avant l'âge de trois mois.

Il était réservé à saint Vincent de Paul de porter remède, par un admirable dévouement, à un aussi triste état de choses. Il fonda d'abord la petite maison de la rue Saint-Victor et créa l'ordre des sœurs de charité : L'érection d'un hôpital et l'adoption des enfants par l'État compléta l'œuvre et les lettres patentes d'établissement parurent en 1670. A cette époque 312 enfants étaient reçus dans le cours d'une année; un siècle plus

1. Monnier. *Histoire de l'assistance dans les temps anciens et modernes.* Paris, 1856, in-8.

tard on en admettait 6918, dans le même espace de temps.

Un décret du 19 juin 1811 établit dans chaque hospice un tour destiné à recevoir les enfants trouvés. L'administration se trouvait entre deux écueils. Elle ne devait pas encourager l'abandon qui est une charge lourde pour l'État et une immoralité publique. D'une autre part, il était à craindre qu'une trop grande difficulté dans les admissions ne compromît l'existence de ces pauvres petits êtres. Les tours furent fermés les uns après les autres pour y substituer l'admission à bureau ouvert : l'effet n'ayant pas été assez décisif, on a supprimé graduellement ce mode d'assistance, et de 173 hospices dépositaires, il n'en restait plus que 7 en 1861, ils firent place au secours à domicile.

Le chiffre des enfants trouvés s'élève pour la France entière à 130,843, ce qui donne la proportion d'un enfant trouvé pour 286 habitants; il se subdivise en 44,176 enfants trouvés proprement dits, 26,172 abandonnés, 9,837 orphelins, 14,228 secourus à domicile. C'est ici que l'influence de l'article du code qui interdit la recherche de la paternité se fait vivement sentir. Presque tous ces enfants sont illégitimes et l'on trouve les causes les plus fréquentes de l'abandon dans la mort, la misère et le départ de la mère qui, 33 fois sur 100, est une domestique. La dépense moyenne n'est par an pour chaque pupille que de 113 francs, mais pour toute la France il en résulte au budget une charge de 103,667,791 francs[1].

Société de charité maternelle.— La Société de charité maternelle fondée en 1787 a pour objet d'assister les pauvres femmes en couche et de les engager à nourrir elles-mêmes leurs enfants. Elle s'est établie dans le but de préserver les nouveau-nés de l'abandon, du dénûment et de la mort [2].

Cette Société est administrée par un comité de dames qui recueillent les souscriptions et visitent les accouchées secourues. Pour être admise à ces secours il faut remplir les conditions suivantes : 1° être abandonnée de son mari ou l'avoir perdu pendant sa grossesse et posséder au moins un enfant vivant. — 2° Avoir un mari tout à fait estropié ou attaqué d'une maladie chronique et posséder au moins un enfant vivant. — 3° Être infirme et avoir deux enfants vivants à sa charge. — 4° Avoir un mari en état de travailler et posséder au moins trois enfants vivants dont l'aîné au-dessous de treize ans.

Les secours accordés à chaque mère sont une layette du prix de 20 francs, une somme de 10 francs pour l'habillement de l'enfant à son quatrième mois et un secours mensuel de 5 francs pendant les 10 mois de l'allaitement. Ces sommes sont faibles, mais jointes aux secours du bureau de bienfaisance, elles permettent

1. Legoyt. *Annuaire encyclopédique,* 1866-1867.

2. Règlement de la Société de charité maternelle.

aux mères indigentes de nourrir, et le but de l'œuvre est réalisé. La Société de charité maternelle distribue par an 140,000 francs et l'assistance publique 460,000 de secours pour la crèche à domicile.

Les crèches. — Les crèches sont des établissements charitables où les enfants reçoivent jusqu'à ce qu'ils puissent entrer à la salle d'asile les soins hygiéniques et moraux qu'exige le premier âge.

La première crèche fut fondée en 1844 par M. Marbeau; actuellement il existe dans le département de la Seine 16 crèches qui sont soumises à un règlement spécial dont voici les dispositions les plus importantes.

Les enfants ne peuvent être gardés dans les crèches que pendant le jour.

Les salles doivent contenir au moins huit mètres cubes d'air par chaque enfant et être éclairées par des fenêtres qui se correspondent.

Toute crèche doit être pourvue d'un promenoir à ciel découvert.

Nulle crèche ne peut être ouverte avant que le préfet du département ait fait constater qu'elle réunit les conditions de salubrité ci-dessus prescrites. L'arrêté préfectoral qui en autorise l'ouverture fixe le nombre d'enfants qui peuvent y être réunis.

Les crèches sont exclusivement tenues par des femmes justifiant d'un certificat d'aptitude, signé par deux dames notables de la commune et visé soit par le curé, soit par le pasteur, ou pourvues de lettres d'obédience.

La crèche doit être visitée chaque jour par un médecin. On n'y admet que des enfants en état de santé et qui ont été vaccinés.

Malgré l'excellence de son règlement, la crèche a été et est encore discutée. On lui a adressé le reproche de favoriser le développement et la propagation des maladies par l'encombrement. Or l'encombrement est un état tout à fait relatif. Lorsque quatre ou cinq personnes composant une famille ouvrière vivent nuit et jour au milieu des miasmes qui se dégagent sans cesse dans une chambre étroite servant à la fois de cuisine, de dortoir et de buanderie, il y a encombrement. Dans un local au contraire dont les dimensions sont proportionnées au nombre des enfants qu'il doit contenir, l'encombrement n'existe pas. Si l'on parle de contagion, il suffit de connaître un peu les habitudes des classes ouvrières pour savoir que les enfants d'une même maison sont en contact incessant les uns avec les autres et que, par l'intermédiaire de sœurs et de frères, les nourrissons ne sont pas exemptés des dangers de cette vie en commun. Tandis que la crèche ne doit admettre aucun enfant malade.

Un autre chef d'accusation est l'insuffisance de l'allaitement ; on oublie sans doute que les crèches ont été fondées parce qu'un grand nombre de nourrissons restaient forcément éloignés de leurs mères, occupées à des travaux hors de leur domicile, et afin de pourvoir, autant que possible, aux malheureuses conséquences de cet abandon.

Je me hâte de dire que ce ne sont pas ces objections qui ont le plus nui au développement de l'œuvre. La crèche n'est pas toujours située près du domicile de la mère ou sur le chemin de l'atelier et il est plus court de confier l'enfant à une voisine ; la crèche a des exigences inconnues chez les gardeuses, celles-ci ne s'enquièrent pas, avant d'accepter un enfant, s'il est bien portant ou indisposé, légitime ou naturel, baptisé ou non, et ne refusent pas de le prendre à certaines heures et à certains jours : tels sont les motifs les plus réels du peu d'empressement que mettent beaucoup de mères à profiter des avantages pécuniaires offerts par des établissements où les enfants sont gardés et nourris pour la somme quotidienne de 20 centimes, tandis que ces mêmes enfants coûtent 70 centimes à l'institution ; l'excédant de la dépense est couvert par la charité.

Les crèches, lorsqu'on les établit dans de bonnes conditions et qu'on les dirige bien, sont sans aucun doute très-utiles aux ouvrières qui, travaillant hors de chez elles, ne peuvent être aidées dans les charges qu'entraîne avec elle la maternité, par ces secours auxquels l'assistance publique donne le nom de crèche à domicile ; elles popularisent de sages notions d'hygiène, donnent aux enfants des soins intelligents et désintéressés, permettent que le nouveau-né, au lieu d'être envoyé en nourrice au loin, soit allaité par sa mère. Je préfère même la crèche à la maison paternelle dans quelques circonstances données : lorsque, par exemple, l'enfant a dépassé la première année de l'existence et que ses parents sont violents, brutaux, adonnés à l'ivrognerie ou habitent un logis malsain. L'on voit des enfants insupportables dans leur famille s'améliorer à la crèche. Ils sont soumis à une règle douce à laquelle ils s'aperçoivent bientôt qu'il faut obéir. D'un autre côté, un enfant, dont la mère est absorbée par le travail, s'ennuie et devient mutin ; le secret de le rendre sage, c'est de le distraire, et la petite société qu'il rencontre à la crèche remplit cette intention, elle lui procure encore les avantages de l'éducation mutuelle.

La société des crèches présidée par M. Marbeau a pour but de propager l'œuvre et de venir en aide aux crèches dont les ressources sont insuffisantes.

Salles d'asile. – Les salles d'asile sont des établissements d'éducation où les enfants des deux sexes de deux à sept ans reçoivent les soins que réclame leur développement moral et physique.

Avant 1780 il n'existait pas de salles d'asile en France ; le pasteur Oberlin fonda la première à Waldbach ; sa servante Louise Scheppler prenait soin des enfants, les surveillait pendant leurs jeux, captivait leur attention par de petits récits très-simples, leur faisait épeler des syllabes, tracer des lettres et chanter des cantiques; telle est l'œuvre modeste qui a servi de modèle aux salles d'asile actuelles. A partir de 1830, le gouvernement français s'occupa de la création de salles d'asile dont les bienfaits furent rapidement compris. En 1840, 555 asiles étaient déjà fréquentés par 50,986 enfants que les parents y envoyaient moins pour les faire instruire que pour les mettre en garde. Les mères, occupées aux soins du ménage, ne laissèrent plus vaquer leurs enfants dans les cours et dans les rues où un seul mauvais sujet suffit pour gâter les autres au milieu d'une oisiveté sans surveillance. Elles préférèrent les conduire dans ces asiles qui habituaient les enfants à une discipline maternelle sagement calculée, leur apprenaient à travailler et à réfléchir, enfin les préparaient à la vie de l'école par les notions premières de lecture, d'écriture et de calcul.

Dans le département de la Seine, les salles d'asile sont ouvertes depuis huit heures du matin jusqu'à six heures du soir.

Les enfants sont exercés à chanter en chœur et debout des airs faciles et bien rhythmés.

Les leçons sur les connaissances usuelles désignées sous le nom de leçons de choses, ont pour objet la démonstration familière des objets à la portée des enfants, des notions simples et précises sur les animaux, les plantes et les minéraux dont l'usage leur est connu; sur les industries qui s'exercent sous leurs yeux ; sur la division du temps en heures, jours, semaines, mois, saisons, années.

Des images sont mises à la disposition de la directrice, afin qu'elle puisse donner plus d'intérêt à ses leçons et les graver dans l'esprit et le cœur des enfants.

Ils apprennent l'addition et la soustraction orales à l'aide d'un boulier compteur, la table de multiplication à l'aide du chant.

Les exercices corporels à exécuter dans la classe se composent de marches, mouvements gymnastiques et imitatifs de métiers exécutés en mesure par tous les enfants à la fois.

Des bons points sont donnés, à la fin de la journée, aux enfants qui ont été dociles et attentifs. On échange ces bons points à la fin de chaque mois contre des images ou des objets utiles.

Les punitions consistent à descendre du gradin, à être assis à l'écart, à ne pas participer aux exercices : il est formellement interdit aux maîtresses d'infliger d'autres peines, quelles qu'elles soient.

Beaucoup d'enfants admis dans les salles d'asile appartiennent à des parents pauvres et n'ont ni une nourriture ni un habillement convenables ; une œuvre de bienfaisance administrée par un comité de dames déléguées par chaque arrondissement a été fondée pour procurer des secours à ces enfants et par ses soins des aliments chauds sont distribués vers le milieu de la journée dans 464 salles d'asile de Paris.

Le jeune enfant manque-t-il des soins matériels nécessaires? Il souffre et meurt. S'il résiste? Il éprouve dans sa santé une atteinte souvent ineffaçable. Est-il laissé sans culture ou entouré de pernicieux exemples? Il contracte des habitudes qui seront une source de peines pour lui, de tourments pour ceux au milieu desquels il est appelé à vivre. L'humanité, la justice, l'intérêt de la famille, de la société et de la nation exigent que l'on protége sa vie, qu'on le secoure dans ses souffrances et qu'on dirige vers le bien ses facultés et ses sentiments.

Ces obligations, plus difficiles à *bien* remplir qu'on ne le suppose, incombent aux parents. Mais lorsque ceux-ci ne possèdent pas l'amour que, d'ordinaire, la nature met dans leur cœur pour les êtres auxquels ils ont donné naissance et trahissent tous leurs devoirs, il appartient à la société de venir au secours de l'enfant par des lois protectrices et par des institutions philanthropiques et charitables.

FIN.

TABLE

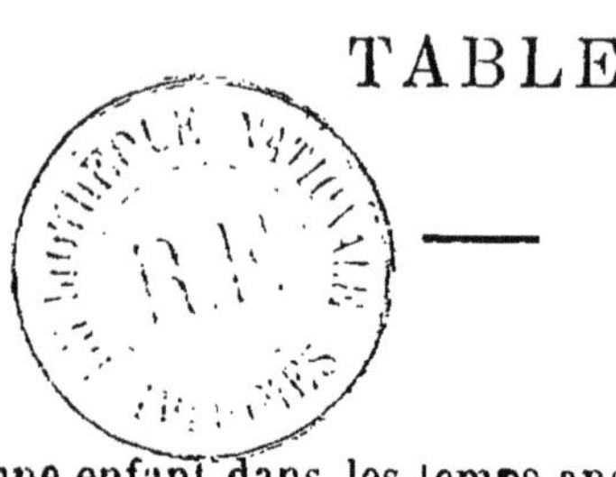

FIN DE LA TABLE.

Imprimerie de L. Toinon et Cᵉ, à Saint-Germain.

www.ingramcontent.com/pod-product-compliance
Ingram Content Group UK Ltd.
Pitfield, Milton Keynes, MK11 3LW, UK
UKHW021110200726
13857UKWH00003B/1168